小儿推拿流派学术技能传承丛书

图解三字经派小儿推拿

总 主 编　王金贵

副总主编　王立新　李华南

主 编　王立新　宋飞　何玉华

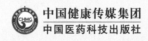

中国健康传媒集团
中国医药科技出版社

内 容 提 要

三字经派小儿推拿起源于1877年清光绪年间，由徐谦光创立，是山东省非物质文化遗产，也是近代小儿推拿中极早申请非遗的流派。本书除收录三字经派手法的相关基础知识、8种常用手法和8种特色手法，还详细介绍了30个常用穴位、小儿日常保健推拿基础方，以及三字经派在近百年临床运用确有疗效的20余种小儿常见疾病的临证处方、加减应用等，并配以真人操作图片和视频，使读者更加直观地感受到三字经派小儿推拿的临床操作要点。

图书在版编目（CIP）数据

图解三字经派小儿推拿 / 王立新，宋飞，何玉华主编 . — 北京：中国医药科技出版社，2022.3

（小儿推拿流派学术技能传承丛书）

ISBN 978-7-5214-2735-6

Ⅰ . ①图… Ⅱ . ①王… ②宋… ③何… Ⅲ . ①小儿疾病—推拿—图解

Ⅳ . ① R244.15-64

中国版本图书馆 CIP 数据核字（2021）第 209723 号

本书视频音像电子出版物专用书号：

ISBN 978-7-88728-277-4

美术编辑 陈君杞

版式设计 也 在

出版 **中国健康传媒集团** | 中国医药科技出版社

地址 北京市海淀区文慧园北路甲 22 号

邮编 100082

电话 发行：010-62227427 邮购：010-62236938

网址 www.cmstp.com

规格 710×1000mm $\frac{1}{16}$

印张 14 $\frac{3}{4}$

字数 262 千字

版次 2022 年 3 月第 1 版

印次 2022 年 3 月第 1 次印刷

印刷 三河市万龙印装有限公司

经销 全国各地新华书店

书号 ISBN 978-7-5214-2735-6

定价 **65.00 元**

获取新书信息、投稿、为图书纠错，请扫码联系我们。

序

学术流派是中医学的突出特征之一，它的存在伴随着中医药数千年漫长的发展历史。在这期间涌现出了扁鹊、张仲景、孙思邈等一大批著名医家。他们在学术上各领风骚、独树一帜，形成了不同的学术流派。而中医学术流派的形成与发展、争鸣与渗透，促进了中医药学术传承发展、临床疗效稳步提高、理论体系不断完善，是中医药学术特色的重要体现形式。

小儿推拿作为中医药发展的重要分支，是在不断的医疗实践中发展起来的。其历史源远流长，在我国现存最早的医方著作《五十二病方》中便有用钱匕治疗小儿疾病的记载。至魏晋隋唐时期更出现了不少小儿推拿方面的记载，《备急千金要方》记载："小儿虽无病，早起常以膏摩囟上及手足心……治小儿腹热，除热……膏成，以摩心下。"《外台秘要》记载："小儿夜啼至明不安寐……亦以摩儿头及脊验。"明清时期，小儿推拿发展迅速，涌现出了一批小儿推拿名家。明代万全所著《幼科发挥》中记载："一小儿得真搐，予曰不治。彼家请一推拿法者掐之。"而同期出现的《小儿按摩经》更是标志着小儿推拿已趋成熟，开始独立发展。

中华人民共和国成立后，小儿推拿进入了一个全面发展的新时期，全国涌现了多个具有自身特色和风格的小儿推拿流派与学术团体，并据此形成了独特的理论、技艺和方法。近年来，在国家相关部门的重视下，儿童健康被纳入国家发展战略。

2019 年 10 月，全国中医药大会召开，《中共中央国务院关于促进中医药传承创新发展的意见》提出，要传承创新发展中医药，坚持中西医并重，打造中医药和西医药相互补充、协调发展的中国特色卫生健康发展模式。这为中医药的传承创新发展提供了遵循，小儿推拿流派的传承也必将迎来更大的发展。

在世界中医药学会联合会小儿推拿专业委员会、中国健康传媒集团中国医药科技出版社和天津中医药大学第一附属医院的大力支持下，我们组织国内知名小儿推拿流派编写了本套丛书，系统梳理了全国小儿推拿发展进程中的主链与脉络，理清了不同流派发展、演变、完善的轨迹。首批丛书甄选全国具有代表性的、传承三代以上的小儿推拿流派，包括孙重三小儿推拿、三字经派小儿推拿、湘西刘氏小儿推拿、天津津沽小儿推拿。未来，还会根据小儿推拿发展需要，继续拓展本套丛书的广度，纳入更多的流派。

本套丛书理论性、实用性、指导性都很强，语言通俗，图文并茂，并配有操作视频，适合基层医务人员和小儿推拿爱好者学习使用。希望这套丛书能够进一步推动小儿推拿百花齐放、百家争鸣的大好局面，为小儿推拿的繁荣发展作出贡献。同时，希望小儿推拿这一中医瑰宝"飞入寻常百姓家"，更好地为少年儿童的健康保驾护航，为健康中国建设做出贡献。

总主编　王金贵

2021 年 7 月

　　小儿推拿历史悠久，源远流长。近年来，随着人们对儿童用药安全的关注，越来越多的人寻求中医儿科外治法来解决孩子的健康问题，加之国家的重视，一代一代人的默默耕耘，小儿推拿疗法也迎来了春天。

　　追溯当代小儿推拿流派的学术渊源，三字经流派最为清晰，即源于清代徐谦光所著《推拿三字经》，后被李德修发扬光大，被赵鉴秋继承创新。清末至民国时期，山东胶东半岛地区交通闭塞，而小儿推拿这种医疗方法以其独特的优势贴合了当地人们的需求，为流派的萌芽奠定了基础。新中国成立后，在党中医政策的关怀下，小儿推拿事业得到蓬勃发展，三字经流派代表人物李德修被吸纳进青岛中医院，并加以扶持，使其医疗活动得到稳定发展，促进了流派的形成。从此三字经流派就在青岛中医院继承发扬下来，在赵鉴秋等几代科主任的努力下得到了蓬勃发展。当然，三字经流派之所以能成为最有影响力的小儿推拿流派之一，与其技艺相对易于传承学习、临床效果明显有密切关系。

　　三字经流派有其独特的学术特点：临证以脏腑辨证为主，重视阴阳，重视五行，包括诊法中望印堂的五色纹，五色配五脏，治疗上也以五行生克理论指导，实则用清，虚则用补，实中虚则用清补，同时据五行生克定"清补"，临床尤以清法见长。三字经派小儿推拿的主穴除个别外，基本集中于左手部和左上臂；重运化，长清法，并注重平和之法，以柔克刚。三字经派小儿推拿在技法上有着鲜明的特点：取穴少而精、擅长用独穴，手法简易学、每穴推时长、用后疗效高。因而，三字经流派深受群众的欢迎，在海内外影响深远。

本书编写中，我们力求全面展现三字经小儿推拿流派特色，但难免会有纰漏之处，恳请广大读者提出宝贵意见。

最后，感谢出版社的大力支持，感谢总主编王金贵教授及其团队的指导和帮助！

编　者

2021 年 7 月

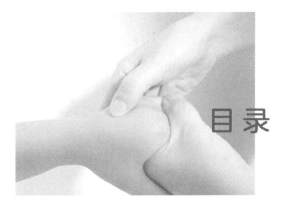

目 录

—◦• 基础知识篇 •◦—

◦━━━◦ 临床应用篇 ◦━━━◦

62 │ 第七章
　　　常见病症治疗

190 | 第八章
常用保健推拿

197 | 附录

基础知识篇

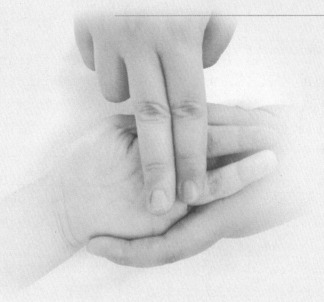

第一章 三字经流派小儿推拿概述

中医自古分为内、外、妇、幼四科，幼即指儿科。而儿科之术，又分为内治法和外治法。在外治法中，小儿推拿自古有之，是最为常见的施用于小儿的外治法之一。小儿推拿历史悠久，内容丰富，疗效显著，盛行于民间，有广泛的群众基础。据传在甲骨文中即有代表推拿按摩之义的字符。后经历代医家的传延，尤其自唐宋以来，多有相关记载，尤其到明清时期，小儿推拿术得到长足发展，在理论、辨证施治、特定穴位、手法操作等方面已形成独立体系，发展成为小儿推拿专科。

第一节 流派传承

一、历史溯源

齐鲁之邦，历代名医辈出，小儿推拿颇为盛行，历代推拿医家在实践中逐步形成了不同的流派。清代光绪丁丑年，登州宁海（今山东牟平）人徐谦光著《推拿三字经》，创立推拿三字经流派，通治成人、小儿之疾。徐谦光，名宗礼，字谦光，号秩堂。其于1866年始著医书，约1874年写成《徐氏锦囊》一书，后于1877年著成小儿推拿专书，因以三字一句为诀，故名《推拿三字经》。此书当时虽未正式出版，但在民间广为流传。后其子徐克善继承父业，在当地行医，但据传其后未有传人。戚经含在1900年时任威海一所学校校长，存有此书并将其传播。上述二人可谓第二代传人。第三代代表性人物为李德修（1893—1972），他自幼家境贫寒，先是在威海渔船上打工，17岁染疾，暴致耳聋。幸得戚经含赠《推拿三字经》一书，遂发奋苦读，精心钻研，深得其要。1920年在青岛设诊所，以推拿疗疾，颇具声望。1955年任青岛市中医医院小儿科负责人，专攻小儿医术，以推拿救治病婴无数。他为人淳朴正直，医德高尚，经验丰富，有求必应，勤勤恳恳，为患儿服务，誉满岛城。

李德修继承徐谦光三字经派的精华，并在此基础上，潜心研究小儿推拿，他发扬了三字经流派诊病注重望诊的特点，患儿一进诊室，举目一望间，即能说出患儿的主要病情，每使病家敬佩不已。三字经流派秉承整体观念、辨证施治的中医精髓，又结合小儿独有的生理病理特点，临证施术以左上肢肘以下穴位为主，取穴主张少而精，一般不超过 3~5 个穴，尤擅长独穴治病，医效显著。20 世纪60 年代初，医院先后安排医师王德芝、王安岗、赵鉴秋，护士孙爱兰、刘瑞英等人跟师李老学习小儿推拿。后前述几人除赵鉴秋外，或早逝或因其他原因未专门从事小儿推拿工作。1972 年李德修老师谢世后，青岛市中医医院儿科的医生继承了他的经验，代代相传，坚持开展了小儿推拿的应用和研究，扩大了治病范围，所治小儿病症达 70 多种。第四代传人赵鉴秋在儿科一线坚持临床 60 余年，特别是在担任科主任期间，不遗余力地在国内外学术会议上宣传推广三字经流派小儿推拿，并于 1991 年出版《幼科推拿（三字经派）求真》一书，是三字经流派第一本正式出版的书籍，他还总结规范了三字经流派的技术和理念，将老一辈经验与当代医学相结合，让医学界更加了解此派特色，在三字经流派推拿的传承和发扬中起到了重要的作用，是三字经流派推拿第四代中重要的代表性传承人。

　　在赵鉴秋的带领和后学们的努力下，三字经流派小儿推拿更加注重病症之外的儿童日常保健及其在小儿生长发育中科学、系统、持续、有效的作用，完善完整了小儿推拿疗法在儿童健康和生长发育中各环节的作用和帮助。更为可贵的是，在诸位前辈勇于开拓、热心传授、诲人不倦、培育新人的不断努力下，三字经流派小儿推拿的理论和技法不断完善，从山东一地走向了全国，乃至世界各地，使这一中医儿科的瑰宝服务于全球更多家庭，为业内和大众熟知。

二、发展、传承与影响

　　三字经流派经过了 140 余年的发展和传播，在海内外产生了深远影响，受益人数众多，临床疗效较优，具有鲜明的特点和学术思想，这与一代代前辈的继承发扬有密不可分的关系。纵观三字经流派跨越三个世纪的传承，每一代传承代表人，不仅能很好地继承前辈思想和特色，还能在此基础上与时俱进，进行更好地发扬，这也是三字经流派生生不息的源泉所在。徐谦光创立了三字经流派，并以三字一句的形式著书，使其学习运用和传播更为简便实用，特色更加鲜明。李德修将三字经派小儿推拿进行了很好的继承，并专攻于小儿，使其更加专业，且研究了大量的病例，效果显著。赵鉴秋等同仁在诊疗病种的范围、技法的规范、特色特点的提炼、学生的培养标准和方法等方面都做了大量实际有效的工作，可谓是三字经流派在全国持续发展过程中的"中兴"；其在 20 世纪八九十年代担任青岛市中医医院儿科主任期间，不仅历时三年将三字经流派的学术思想和经验写成专著，并成为三字经流派传承百余年后的第一本在全国正式出版发行的书籍，还常年在全国中医儿科学术会议上交流小儿推拿技术。三字经派小儿推拿的临床疗效高,手法简单易学,疗效可靠,可重复性强,深受群众的欢迎,享誉国内外。当时,来青岛市中医医院学习和进修的有来自全国十几个省市及荷兰、日本、新加坡等国的同行,并举办了各类推拿学习班。1986年,由中国农业电影制片厂拍摄的纪录片《小儿推拿》获全国大奖,赵鉴秋担任技术顾问,全程参与指导和拍摄。1992年,加拿大总理夫人在省厅领导陪同下来青岛专门观摩赵鉴秋讲解操作小儿推拿技术,当一个患痉挛症的男孩被赵鉴秋用此技术治愈,并在现场用英语向她问好时,她由衷地感叹:"小儿推拿真神奇。"

三字经派小儿推拿的临床疗效高,手法简单易学,疗效可靠,可重复性强,现已享誉国内外。在赵鉴秋教授的徒弟和学生中,很多也成为全国或当地的名老中医、学科带头人,继续做教学、看临床、育学生,像他们老师一样桃李满天下,并牢记赵鉴秋老师"弘扬国粹、造福儿童"的教导,把三字经推拿这一技法和学术思想传播得更远更广。在21世纪初,三字经流派小儿推拿被收入山东省非物质文化遗产名录,成为儿推界首家申请非遗成功的流派。在第五代传人中,涌现出更多有志之士。如王立新教授成为第一个小儿推拿专业委员会——世中联小儿推拿专业委员会主任委员,在全国努力推广小儿推拿。赵老的徒弟何玉华教授,于耳顺之龄仍坚守在工作一线,并在全国推广三字经派小儿推拿,全年无休,孜孜不倦。赵鉴秋教授之子及学术继承人宋飞,不仅潜心研究继承技术,还与有识之士一起组建了三字经传承平台和讲师团、老中青研发团队等,多年前开办了业内首届三字经派小儿推拿千人年会,与传承团队一起将此技法推广至国内约200个城市,以及美国、加拿大、欧洲、澳大利亚等多个国家和地区,仅2019年团队行程即达数百万公里。每年通过学术研讨、培训交流、一线问诊、在线互动、公益活动等方式惠及线下万余家庭,线上近千万人次受益。还有很多第五、第六、第七代传人在祖国各地像老一辈一样默默耕耘,为造福更多儿童和家庭贡献力量。

三字经派小儿推拿这枝杏林奇葩,盛开在祖国医学的园地里,为解除儿童疾苦,正在发挥着更大的作用。

第二节 流派学术特色

一、重整体,强辨证

将"整体观念、辨证施治"这一理念作为临证辨证的首要考量,而不是拘于主诉和表证,是三字经流派较为鲜明的一大特点。临证时,先将患儿的整体与主诉相结合,再根据四诊八纲有序诊断,并基于此诊断再确定治法、取穴、解析方义。先将患儿,甚至患儿的成长环境及直接带养人的抚育习惯等,作为有机整体,再结合四诊及阴阳,先整体再局部,最终找到根本病因,采用急则治其标,慢则治其本的原则进行治疗。这样体现出的是相对简捷的取穴和极佳的疗效,但后面蕴藏的思路和观念才是效如桴鼓的根源。除了整体观外,三字经派还极重辨证,讲究四诊合参,因患儿常不能言或无法准确表达,带养人又无法感同身受,故三字经派在四诊八纲的辨证基础上,尤重视望诊,并辅以儿科特有的问诊经验和方法,并辅以其他诊法。辨证过程中,处处体现先整体、再细节的思路。

二、重阴阳,求平衡

三字经派辨证诊病,严格以阴阳五行、经络学说为基础并加以灵活变通运用。诊病时不仅从整体注重应用阴阳学说,在小儿病灶和相互影响中,也多运用脏腑阴阳理论,认为五脏六腑即各脏腑间宜有序联系,维持动态的平衡。一处疾患不仅会反映相应脏器的问题,可能也会打破体内脏腑间功能或循环的平衡状态。所谓一叶知秋,应注意各处之间的阴阳和平衡关系,联系地看问题,临床中避免眉毛胡子一把抓,避免面对貌似诸多表证而无从下手的问题,才能有去繁就简,事半功倍的效果。这一特点原则在辨证、取穴,甚至愈后护理中都被广泛运用。

三、重五行,尤脾胃

气一元论和阴阳五行,皆为中医学的基础学说,小儿有其有别于成人生理和病理的特点,临证也多有与成人不同之处。三字经小儿推拿以"重整体、强辨证""重阴阳、求平衡"为前序特点,更重视五行原理指导于诊断和配穴等临证所需。三字经流派将脏腑五行理论与四诊相结合,并在治法制定和穴位配伍中深入运用,并以此为基础在实际中更加灵活运用,但万变不离其宗。"脾胃为后天之本"，且脾土居中，主运化、主统血、主肌肉四肢、吸收精微、分布精微，小儿出生后，先天发育已成过往，后天则以脾胃运化功能的完善最为重要。盖因其不仅影响本脏，还是其他脏腑和系统构成的基础，儿科病症中诸多常见症状和肺、脾、肾等脏腑的常见生长发育问题，究其根本很多是从脾胃功能紊乱开始的。故而临床诊疗中，无论是常见病的愈后，还是疑难病的取效多要兼顾脾胃的调理。

四、重手穴，多上肢

三字经派小儿推拿的主穴除个别外，基本集中于左手部和左臂。这种集中于数量较少但有代表性的穴位和相对集中的部位，再以手法和配穴、时间等变化达到更好效果的方法，是三字经派有别于其他流派的主要特点之一。手部及上肢的特定穴位取穴，经百余年实践，疗效可靠，还避免了患儿宽衣解带之繁，临床更易于被患儿接受和医生操作。

五、重运化，调平和

重运化的作用，并注重平和之法以柔克刚，也是三字经流派的重要学术特点之一。如治脾胃之法，赵老强调"补脾不如健脾，健脾不如运脾"，又基于小儿易积滞、实证多等特点，除实际虚证外，常以清补调和，如清补脾。对于其他证或夹杂证，则先以清补之法调节其运化功能，再视情况改为补法或他法。如长期脾虚者，多先施以清补脾，再视时机，后用补脾，而不是上手则补。重视患儿本身的平和环境产生的气力和气分，增强运化之功，由内打破调节，这是三字经流派的又一特点。

六、重纯阳，长清法

注重纯阳与擅用清法是有机的结合，相辅相成，并不矛盾。小儿初生，脏腑具备，然功能不全，尚处稚嫩，但又具有蓬勃盎然的生机，体格、智力及脏腑功能都"一日千里"地向成熟发展，犹如旭日初升、草木方萌，蒸蒸日上，欣欣向荣，古人把这种现象称为"纯阳"。纯阳蕴含着强劲的生长调和修正之力，这相似但有别于成人的升阳和扶阳。透彻认识小儿的纯阳之义，能更好地了解小儿的生长特性。小儿实证、热证居多，而以内热或邪实为先者，又以虚实夹杂证常见，而纯虚证较少见，三字经派于此多用清法，故而临证似以清法见多。但实则以辨证施治为准则，实则用清、虚则用补、实中夹虚用清或清补、虚中夹实用清补法。

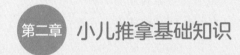

小儿推拿基础知识

第一节　小儿生理及病理特点

一、小儿生理特点

（一）生机蓬勃，发育迅速

小儿在整个生长发育过程中，其机体形态结构和各种生理功能活动都表现出生机勃勃、旺盛的发展趋势，并且年龄越小，生长发育速度越快。如小儿体重从初生约 3kg 至周岁约 10kg，增长 3 倍；身长从出生约 50cm 至周岁约 75cm 增长 1.5 倍左右，动作、智能发育及脏腑各项生理功能活动也是快速增长。因此，小儿又被古人称之为"纯阳"之体，寓意其在不断生长发育过程中有如旭日之初升，草木之方萌，蒸蒸日上，欣欣向荣，是对小儿生机蓬勃、迅速发育生理特点的概括。

（二）脏腑娇嫩，形气未充

《灵枢·逆顺肥瘦》中说："婴儿者，其肉脆，血少气弱。"《小儿病源方论·养子十法》中说："小儿一周之内，皮毛、肌肉、筋骨、脑髓、五脏六腑、营卫、气血，皆未坚固。"小儿脏腑娇嫩，形气未充是指小儿四肢百骸、肌肉骨骼、精血津液等形态结构和各种生理功能尚未完善，脏腑、四肢、肌肉、筋骨皆娇嫩柔弱，表现为形气未充。清代医家吴鞠通把小儿时期的生理特点归纳为"稚阳未充，稚阴未长"。"阴"指机体的精、血、津液及脏腑、筋骨、脑髓、血脉、肌肤等有形之质；"阳"指脏腑的各种生理功能活动。稚阴稚阳学说认为小儿机体，无论在形体方面还是在生理功能方面，都处于相对不足的状态，和成人有明显的差别，年龄越小，这种差异越大，且不同的年龄阶段有不同的特点。小儿这种"脏腑娇嫩，形气未充"的生理特点，突出表现为肺、脾、肾三个脏器的不足。

1. 脾常不足

脾胃为后天之本。小儿生长发育旺盛，身体各项功能发育迅速，需要大量的营养物质作为发育的能量支撑。而小儿脾胃功能薄弱，运化水谷精微之力尚不完善，如果饮食不加节制，脾胃负担加重，极易引起运化功能失常，出现伤食、积食等乳食伤脾证。且小儿后天不足，五脏六腑未壮，而饮食物进入机体，如果不能正常化生为水谷精微，则会导致气血化生乏源，从而产生气血不足之证。正如《幼科发挥》中所说："人以脾胃为本，所当调理。小儿脾常不足，尤不可不调理也。"临床治疗，调理脾胃是重中之重。三字经流派治疗脾胃病的基本方——八卦、清胃、天河水，就是将调理脾胃作为重点。

2. 肺常不足

肺主气，司呼吸。小儿脾胃功能尚处于不断完善阶段，将水谷精微化生为气血的能力有限，因此对其他脏腑的支持能力较弱。五脏之中的肺受后天之本脾胃功能较弱的影响，易出现肺气不足。而肺为娇脏，外合皮毛腠理，肺脏的功能状态不够稳定，腠理不密，肌肤疏松，卫外不固，容易受外邪感染，最容易患外感（感冒、咳嗽等）和时行疾病（流感、痄腮、水痘等）。而肺气虚也常与过敏性鼻炎等的发病有一定关系。

3. 肾常虚

肾为先天之本，肾中元阴、元阳为生命之根。肾藏精，主骨生髓，主生殖。小儿生长发育、抗病能力以及骨髓、脑髓、发、耳、齿等的正常发育和功能都与肾脏有关。机体的生长发育、脏腑组织结构和功能的完善，都离不开肾精和肾气的作用。小儿初生，生长发育旺盛，但肾气未盛，气血未充，骨气未坚，不仅表现为某些生理能力不完善，如肾精未充，婴幼儿二便不能自控或自控能力较弱等；而且肾精、肾气不足还可见各种生长发育问题，如解颅、鸡胸、龟背、五迟、五软等。肾气随着年龄增长而逐渐充盛，可进一步促进身体的生长发育和生殖。

除了肺、脾、肾三脏不足之外，小儿心气未充、心神怯弱，容易受到惊吓，其思维及对行为的约束能力也较差；小儿肝气未实，经筋不强，易发惊惕、抽风等症。故所谓"三有余而四不足"即是此意。

小儿脏腑娇嫩，形气未充这一生理特点，导致小儿抗病能力、对外界环境反应能力、对药物代谢能力等均较弱。从某种程度上讲，小儿推拿获得广大家长的喜爱，与其安全、绿色，可以减少药物对肝肾的损害也有一定关系。在实践操作中应用小儿推拿，"以指代针、以穴代药"，不仅可以帮助小儿调理身体疾患，而且能够促进小儿各项生理功能不断完善，促进机体形实气充，进而促进生长发育。

二、小儿病理特点

(一)发病容易，变化迅速

小儿脏腑娇嫩，行气未充，且年龄越小，以脾胃和肺系疾病为代表的疾病发病率越高。肺主宣发、肃降，肺脏娇嫩、卫表未固，其宣发肃降功能尚不健全。加之小儿饮食不知自节，寒暖不知自调，若家人护养失宜，则导致易患有感冒、咳嗽、肺炎喘嗽、哮喘等肺系病证，是儿科发病率最高的一类疾病。小儿脾常不足，脾胃功能尚未健全，但同时小儿生长发育迅速，需要大量的营养物质滋养机体，导致脾胃负担加重。而家人的不当或者过度喂养，以及小儿乳食不知自节，饥饱不知自调，又可能进一步损害脾胃功能，加重脾胃负担，导致积滞、呕吐，泄泻等脾系病证，此类病证发病率居儿科疾病的第二位。

小儿疾病常传变迅速。小儿心神怯弱，肝常有余，导致感邪后，邪气易于嚣张也易深入，易出现高热等症状；邪热进一步深入，内陷厥阴心肝，易见惊悸、抽搐、昏迷等症状。而由于小儿脏腑娇嫩，形气未充，抵抗力较差，感邪后容易迅速传变，如外感风寒表证可迅速入里化热，发为表寒里热证或肺热证。针对小儿疾病变化迅速这一病理特点，医生和患儿家属均应密切关注患儿临床症状的变化，并针对病情的传变做到早发现、早干预，争取在传变之前或传变之初就能够截断病邪传变之路，防止其深入。

小儿患病易寒易热、易虚易实，也是变化迅速的另一个体现。小儿为"纯阳"之体，感邪后易从火化，导致阴伤阳亢；卫外不固，易感疫疠时邪，多属热证。发病之初大多属于邪实。邪气炽盛，正气易伤，实证迅速转为虚证或出现虚实夹杂的证候。如腹泻治疗不及时常可导致脱水、酸中毒，甚至出现循环衰竭而死亡。而很多疾病随着病程发展，由实转虚或虚实夹杂，伤阴伤阳，由热转寒。

(二)脏气精灵，易趋康复

脏气精灵，易趋康复是小儿生机蓬勃，发育迅速的体现。小儿与成人相比，为纯阳之体，生机蓬勃，活力充沛，脏腑器官和各项生理功能发育迅速；脏气清灵，随拨随应，对外界各种刺激反应迅速，对各种治疗反应灵敏，以小儿推拿为例，越小的孩子效果越迅速，效果越好。并且与成人相比，小儿宿疾较少，特别是成人的情志致病在小儿身上表现或作用相对较少，病因相对单纯，临床治疗较成人容易。

第二节　适应证和禁忌证

一、适应证

大多数儿科常见病，如感冒、发热、咳喘、腹泻、积滞、腹痛、脱肛、遗尿、呕吐、便秘、暑温、夜啼、惊风、痿证均可应用推拿进行治疗，尤其以感冒、发热、咳喘、腹泻、呕吐、厌食、口疮、夜啼、惊风、脱肛、疝气、肌性斜颈等效果显著。同时，除治疗疾病外，推拿对孩子的生长发育和日常保健、健脑益智也有着较为显著的效果。

传统小儿推拿适应人群主要是 6 岁以下的小儿，且年龄越小，效果越好。7 岁及以上的儿童可应用同为非物质文化遗产名录的赵鉴秋脏腑点穴手法，同时可酌情配合成人推拿以提高疗效。

二、禁忌证

凡是施术部位有骨折、脱臼、皮肤破损、创伤出血、疮疡等均属于禁忌证。对于危重症患儿，不能单纯依靠推拿进行治疗，需要进行积极地急救治疗，而推拿在此时起到辅助治疗的作用。

第三节　注意事项

1. 治疗之前需要对病情做出初步判断，是否属于危急重症，确定推拿治疗是主要治疗手段还是辅助治疗手段，以免贻误病情。

2. 操作者手要温暖、清洁，手指甲要剪短、平整，不能有尖刺，以免划伤小儿皮肤。每次结束一个小儿的推拿治疗，要开始下一个小儿治疗的时候，应对手部做清洁。

3. 治疗时要态度和蔼，语调柔和，耐心细心。辨证准确，操作时取穴精准，操作手法熟练、认真，力度适宜，用力均匀，要保证治疗时间以保证疗效。对于容易引起患儿哭闹的强刺激手法，不应在治疗之初使用，而应当在治疗结束时最后使用，例如提捏大椎、捣小天心等。

4. 要注意询问和观察小儿对于推拿介质是否过敏，选用合适的介质。

5. 治疗室要保持空气清新，温度适宜，采光好，环境安静。

6.操作者和小儿均采取舒适的姿势，小儿一般采用坐位或卧位。三字经派小儿推拿，无论小儿性别，治疗时均取其左上肢各部穴位进行治疗。治疗后要注意让小儿避风保暖，防治复感外邪，加重病情。

小儿推拿不是万能之法，但只要准确辨证、正确操作，临床治愈率和有效率很高，不失为一种安全、绿色、舒适、有效的方法，所以要辨证施治，有的放矢。

第四节 常用介质

推拿常用介质是指在推拿施术穴位的皮肤涂敷不同剂型的滑润剂。介质有滑润保护皮肤，协同手法治病的作用。常用介质有滑石粉、淀粉、婴儿粉、温开水、葱水（汁）、姜水（汁）、薄荷水、鸡蛋清、凡士林、甘油、麻油、冬青油（膏）、按摩油、红花油及一切护肤营养油（膏）等。在选择介质时，可结合小儿症状具体辨证进行针对性选择，如寒证也可选用姜汁、葱水，热证选用薄荷水、温开水，血瘀证明显的选用红花油等。由于乙醇可透过血脑屏障，对小儿中枢神经系统发育会有一定程度的影响，故不推荐应用酒剂作为小儿推拿介质。

三字经流派百余年来最早并坚持用粉为介质，如滑石粉、淀粉最为常用，另外还有一种用药食同源中药调配的脾胃推拿粉，其不仅有润滑作用，还有以膏摩之法协助的效果。在推拿之前应询问家属，患儿是否有过过敏情况，具体过敏物，如遇特禀质小儿，在应用介质时要注意观察皮肤，是否有异常皮疹等情况，防止意外过敏情况发生。

三字经流派小儿推拿辨证论治特点

第一节　病因特点

一、外感因素

外感因素主要包括六淫邪气和疫疠之气。

（一）六淫邪气

1. 风邪

肺常不足，导致风邪易经口鼻皮毛而入，常见肺系疾病如感冒、咳嗽、肺炎喘嗽、哮喘等，且发病后风邪善行而数变的特征体现明显，发病急、传变快，容易化热化火，并易引动肝风，出现惊风抽搐等症。加之小儿脾胃虚弱，患病时脏腑功能随之下降，易出现食欲不振、消化不良等症，表现为肺经表证、脾胃里证的兼夹证。

2. 寒邪

小儿感受寒邪或者贪凉饮冷，导致寒邪伤肺，寒饮内停，这是冷哮的常见原因。寒邪直中脾胃，导致脾阳受损，发为寒泻。而泄泻由急性转为慢性，迁延日久，由脾及肾，又可伤及肾阳。

3. 暑邪

暑热易伤阴耗气，小儿体温调节机制尚不完善，易感受暑热之邪，出现中暑，严重者甚或出现高热、昏迷、抽风等症。

4. 湿邪

小儿脾常虚，易受湿邪影响，出现湿邪困脾，运化无权，水湿不化，发为腹泻；湿阻脾胃，脾失健运，出现食欲不振、厌食；部分患儿湿与热相合，湿热流注肢体经络，发为痿证。

5. 燥邪

燥邪在秋季尤为突出。肺为娇脏，喜润恶燥，最易受燥邪影响。秋燥经口鼻而入，损伤肺津，肺失宣肃，发为干咳少痰等肺燥阴伤证。燥邪还经常与疫毒之邪共同侵犯肺胃，发为乳蛾。

6. 火邪

小儿脏腑娇嫩，形气未充，抵抗能力差，易于发病。一方面感受外界温热之邪，发为温病；六淫之邪当中的风、寒、暑、湿、燥邪亦可以化热化火。火性炎上，易动风动血，因此热病患儿易生风动血发为昏迷、抽风、发斑、出血等症。

（二）疫疠之气

疫疠之气是儿科疾病的一个重要病因。疫疠之气导致时行疾病，如麻疹、水痘、脊髓灰质炎、丹痧、顿咳、痄腮等。尤其是在暖冬、春温，感受疫疠之邪，发病的患儿数量激增。近年来的手足口病、甲流均属于感受疫疠之气导致。病情常较危重，且相互传染。

无论是感染六淫邪气还是疫疠之气，其根本都与小儿脏腑娇嫩，形气未充的生理特点有关，即正气不足，机体抗病能力弱。通过加强小儿日常调护，辅以小儿推拿防病保健，可以起到增强正气，抵御外邪，减少疾病发生的作用。

二、饮食因素

《医学入门·乳子调护》中记载："乳多终损胃，食壅即伤脾。"小儿脾常不足，又不能自控，饮食不知饥饱，又常有家长恐其营养缺乏，过度喂养或给予零食过多，导致小儿常出现呕吐、腹泻、食积等疾病。因此，在日常饮食中，家长应遵守进食有序、有时、有节的原则，正如《古今医统大全》中所说"四时欲得小儿安，需要三分饥与寒"。

三、先天因素

遗传因素主要指父母基因或染色体的异常。遗传因素可能导致小儿先天畸形、生理缺陷、代谢异常等。母体妊娠期间感受外邪、跌仆闪挫、中毒、酗酒、不合理用药、放射线照射、不良情绪、饮食失节等均可能造成小儿出生后体弱多病，甚至出现出生缺陷。

四、情志因素

小儿心气未充、心神怯弱，易受惊恐影响，出现夜啼、惊风等情况。大一些的儿童如学龄儿，随着其不断与社会接触，忧思之情也可能对其产生一定的影响，出现食欲不振、消化不良的情况。或有小儿母胎受到某些因素的影响，出生后加之一些外界影响因素，如突然的情志刺激等，导致与外界交流减少，渐至言语减少，甚至自闭。

五、意外因素

误食毒物、水火烫伤、溺水、触电、外伤事故、误吸导致窒息等，均可对小儿造成一定程度的健康损害。

六、其他因素

环境或食品污染，或农药、激素超标；放射性物质污染；医源性损害、治疗护理不当、院内感染等，也是影响小儿健康的因素。

第二节　四诊特点

由于婴儿不会语言表达，较大年龄的小儿虽能言语，但往往不能正确诉说病情，加上就诊时常啼哭叫扰，影响脉象和气息，给诊断造成困难，所以小儿临床四诊，以望诊和问诊为主，结合闻诊和切诊，对于患儿进行综合分析和判断，做出正确诊断。

一、望诊

儿科望诊分为总体望诊和分部望诊，总体望诊包括望神色、望形态，分部望诊包括审苗窍、辨斑疹、察二便、看指纹等。

（一）总体望诊

1. 望神色

患儿的神色对于患儿的病情轻重有重要的提示作用，接诊患儿首先要望神色，医生需要通过对小儿目光、神情、语言、情绪、反应等方面综合观察，对患儿病情轻重及预后做出一定判断。凡精神振作，双目有神，情绪平稳，活泼好动，反应敏捷，面色较为红润，呼吸均匀，语言清晰，均为神气较为充沛，无病或病情轻浅，容易治愈。如患儿神情呆滞，或萎靡不振，或嗜睡，或情绪躁动，双目晦暗无光，面色晦暗或苍白，呼吸不匀，言语不应或胡言乱语等，均为患病的表现。如出现神昏谵语则属于危重症。

2. 望形态

形态包括形与态，形是指形体，态是指动态。望小儿形体主要包括对躯体、四肢、头囟、皮肤、毛发、指甲等的诊察。下肢一侧或双侧肢体痿软不用、肌肉萎缩变细常为小儿麻痹后遗症。头发发量少、囟门迟闭、鸡胸、下肢挛曲，可见于佝偻病。头大、前囟宽大、目珠下垂呈落日目、颈软不举，见于脑积水。头大颈细，毛发枯黄，或发竖稀疏，腹部膨大、青筋显现，肢体瘦弱，多为营养不良（疳证）。指甲颜色青紫，为心阳不足，气滞血瘀，可见于先天性心脏病等。

在动态望诊时，双下肢行走时呈剪刀样形态，常为痉挛性脑性瘫痪。仰卧位，上肢活动正常，下肢不动，则为瘫痪。颈项强直，肢体抽搐，甚至角弓反张，属惊风。翻滚呼叫，或两手捧腹，多为急性腹痛。若端坐喘急，张口抬肩，或哮鸣痰声，为哮喘。用手不时拍打头部为头痛、头晕。婴儿点头状呼吸常见于肺炎。小儿喜伏卧常为乳食内积；喜蜷缩而卧多为腹痛；喜侧卧多为胸胁不适或疼痛；仰卧少动，双目无神，多为久病、重病，体质已虚。

（二）局部望诊

1. 望面色

正常小儿的面色，不论肤色如何，均应红润而有光泽。有些小儿虽肤色较白，但白里透红，是气血调和的表现。

面呈红色，多属热证。面红目赤，咽痛红肿，为外感风热；两颧潮红，午后潮热、盗汗，唇赤，手足心热，为阴虚内热；满面通红，口渴引饮，溲赤便秘为里热实证。新生儿面色嫩红，为正常肤色，不是病态。

面呈白色，多为寒证、虚证。面白无华，唇色淡白，爪甲色淡，多为血虚，见于小儿贫血；面色㿠白、乏力气短，多为气虚；面白、浮肿，为阳虚水泛，常见于肾病综合征或慢性肾炎；面色惨白、四肢厥冷，多为阳气暴脱，可见于休克。

面呈黄色，多为虚证或有湿。面色萎黄、形体消瘦，常见于积滞、疳证；面黄无华，并有白斑，常为肠寄生虫病，如蛔虫病；面色鲜黄如橘色，为湿热内蕴导致的阳黄，常见于急性肝炎和某些胆道疾患；面色黄而晦暗，为寒湿阻滞导致的阴黄，常见于阻塞性黄疸。1周内新生儿常出现面目俱黄，若2周内能自行消退，为生理性黄疸，不是病态；病理性黄疸黄染严重，且消退缓慢。

面呈青色，多为寒证、痛证、瘀证。口唇青白，翻滚哭闹，常为里寒腹痛；

面青无华，惊惕不安，为惊恐发作；面青而晦暗，神昏抽搐，常见于惊风和痫证；面青唇紫，呼吸急促，爪甲青紫，常见于重症肺炎和心力衰竭。

面呈黑色，多为寒证、痛证，或内有水湿停饮，或中邪毒。面色青黑，手足厥冷，多为阴寒里证；面色黑而晦暗，兼有腹痛、呕吐，可能为中毒；面色青黑惨暗，为肾气衰竭，不论新病久病，皆属危急重症。承浆青黑主惊风。若小儿肤色黑红有光泽，体强无病，属于正常色泽，是先天肾气充沛的表现。

2. 望印堂

望印堂以望小儿印堂的青、赤、黄、白、黑五色脉纹为主。印堂、山根色青为肝经风热；印堂红赤、红筋为心肺有热；印堂色黄则为脾胃损伤；印堂色白为肺经有痰；印堂色黑为风寒入肾。

3. 审苗窍

五脏开窍是指肝开窍于目，肺开窍于鼻，脾开窍于口，肾开窍于耳及前后两阴，舌为心之苗。前后二阴也属于肢体官窍范畴。

（1）察舌：正常小儿舌体淡红润泽，舌苔薄白，舌体伸缩自如。舌质淡白为气血虚亏；舌质红为有热，舌质红绛为邪入营血；舌光红无苔，为胃阴极度亏耗；舌有红刺，状如杨梅为猩红热。舌质发紫，为血瘀。舌苔色白为寒，舌苔白腻为寒湿内滞；舌苔厚腻为食积或痰湿。舌苔花剥，状如地图，属胃之气阴不足。舌苔色黄为热；舌苔黄腻为湿热内蕴；热病现剥苔为阴伤津亏。新生儿舌红无苔，婴儿的乳白苔属于正常舌象。

须鉴别病理舌象和染苔的区别。食用红色糖果或丹砂类药物可见红色染苔；食用巧克力、蜜制丸药、杨梅等可见黑色或紫黑色染苔；食用蛋黄、橘子、黄连、黄柏等食物或药物，可见黄色染苔。染苔浮于舌苔表面，一般通过大量饮水、漱口可以明显消退。在进餐刚刚结束后，由于舌体运动，可能导致舌质偏红，因此，刚刚进餐后不适合立即诊病。

小儿舌体伸出口腔之外，又缓缓收回，为吐舌；舌体时露时收，摆弄不止，为弄舌；舌下肿起如小舌称为重舌；舌体肿大而硬、活动不灵活称为木舌。

（2）察目：正常小儿两目清明，炯炯有神，如果两目失神往往提示疾病。白睛红赤提示风热上攻；白睛黄染提示黄疸，常为肝胆湿热表现，如急性肝炎；白睛蓝斑提示蛔虫病；眼内睑色淡，提示血虚，如小儿贫血；晨起眼睑浮肿，提示水湿上泛，如急性肾小球肾炎；双眼眼泪汪汪，两目红赤，提示麻疹先兆；双目内陷，哭而无泪，见于吐泻脱水；两目窜视、斜视或黑光满轮，提示肝风内动，为惊风发作之征；两目直视而目睛不转，提示肝肾将绝；瞳孔散大，对光反射消失，为病危；目眦红赤提示心火亢盛。

（3）察鼻：鼻塞流清涕，为外感风寒；鼻流黄涕，常见于外感风热；鼻衄为肺经有热，血热妄行，或脾虚不摄，可见于血小板减少性紫癜；鼻孔干燥，为肺津已伤或外感燥邪；鼻翼扇动为肺气闭塞，如小儿肺炎。鼻准属脾，鼻准红为脾热，淡黄为脾虚，颜色惨黄为脾败。

（4）察口：察口包括察口唇、齿龈、牙齿、咽喉等。唇色淡白属气血虚亏，常见于贫血；唇色红紫或红肿为脾胃有热；唇色青紫为寒证及瘀证；唇色樱桃红色，为气阴两伤，可见于暴泻之后。口唇干燥为津伤；口唇内有白点多见于虫积；口腔黏膜溃疡为心脾积热，常见于口疮；两颊黏膜有灰白色小点为麻疹先兆；满口白屑如雪花状，见于鹅口疮。

察齿及齿龈，齿为骨之余，齿龈属胃。齿龈红肿，属胃火上冲；新生儿牙龈有白色斑块，影响吮乳，称"板牙"。牙齿迟出，为肾气不足，如佝偻病；牙齿疼痛有黑洞为龋齿；睡眠中出现磨牙，多为食积胃热或急惊风先兆。

咽为肺胃之通道，咽部红赤伴有发热，为风热外感；咽部红赤，乳蛾肿大，为风热外感或肺胃火炎，如急性扁桃体炎；咽痛，有灰白色假膜，不易拭去，为白喉之征；咽喉红肿溃烂，伴有全身丹痧密布为猩红热。

（5）察耳：耳内疼痛流脓，为肝胆火旺，如中耳炎；以耳垂为中心的耳下漫肿疼痛，见于流行性腮腺炎；耳尖青冷、耳背红纹隐隐，伴有发热，常为麻疹先兆。

（6）察前后二阴：重点观察外生殖器、尿道口及肛周。正常阴囊为深褐色，紧抱，状如核桃，是肾气充沛的表现。站立时阴囊肿大，平卧时复原，啼哭时肿大容易加剧，为腹股沟斜疝；阴囊肿大有波动感，透光试验阳性为鞘膜积液；阴囊、阴茎肿胀，常为肾病的表现；阴囊松弛为发热或肾气不足。小儿外阴或肛门周围潮湿红痛，为尿布湿疹；肛周抓破，常为蛲虫病导致的肛痒。大便坚硬带鲜血为肛裂；便后直肠脱出，属中气虚亏，见于脱肛。

4. 辨斑疹

凡形态大小不一，一般不高出皮肤，压之不褪色者，称之为"斑"；凡形小如粟米，高出皮肤，压之褪色者，称之为"疹"。小儿传染病常可见斑和疹单独出现或并现，如麻疹、猩红热、水痘、流行性脑脊髓膜炎等传染病。按形态还有细疹、疱疹、风团等不同名称。如风疹、猩红热的皮疹细小如麻粒，为细疹；疱疹是指形态大小不一，高出皮肤，中含液体，如水痘；风团是指皮肤出现局限性水肿，如云团样，此起彼伏，抓痕明显，如荨麻疹。患儿出现斑疹的时候要注意临床诊断和鉴别诊断，出现传染性疾病的时候要注意消毒和隔离。此时要注意及时治疗，以免延误病情。

5. 看指纹

看指纹是古代医家用于 3 岁以下小儿，借以辨析疾病的病因与性质，以及估计疾病预后的一种辅助诊法，可替代切脉，相当于诊察小儿食指桡侧浅静脉。从食指掌面桡侧由虎口方向至食指指尖方向的第一节开始，分别为风关、气关、命关。看指纹主要是观察指纹的浮沉、色泽、部位等是否有变化，正常小儿的指纹，应红黄相兼，隐隐不显露于风关以上。

《幼幼集成》以"浮沉分表里，红紫辨寒热，淡滞定虚实，三关测轻重"四句歌诀对指纹诊法做了高度的概括。"浮沉"区别病邪在表或在里。浮主表，沉主里，如疾病在表则指纹浮而显露，病邪在里则指纹沉而不易显露。红主寒，紫主热，指纹颜色鲜红为外感风寒；指纹颜色淡红为虚寒证；指纹暗紫为邪热郁滞；指纹紫黑为热邪深重，证属危重。淡主虚，滞主实，指纹色淡为气血不足，淡青为体虚有风，淡紫为体虚有热。"滞"指指纹涩滞，推之不畅。指纹郁滞不畅的常见原因为痰湿、食积、邪热郁结。"三关测轻重"中的三关指风关、气关、命关。指纹现于风关提示病邪初入，疾病尚属轻浅；指纹达于气关，提示病邪进一步深入，疾病加重；指纹达命关，甚至透关射甲（现于指甲内），说明已属于危重症。

在对指纹进行诊察的时候，需要在光线明亮的地方，同时医生用手指从命关向风关轻推指纹，反复几次，使指纹容易显露。

6. 察二便

诊病时如小儿排便，医生应当亲自查看，以获取一手资料。二便是水液代谢和水谷精微运化之后产生的废物，是机体内环境情况的一种体现。正常小儿的大便应色黄且干湿适中，而新生儿及较小乳儿的大便则相对较稀薄。大便燥结为内有实热或阴虚津亏；大便色黄、稀薄而秽臭，为湿热积滞，可见于细菌性痢疾；大便稀薄夹有白色凝块，为内伤乳食；大便稀薄如蛋花样、色味俱淡，常见于脾胃虚寒或寒邪直中脏腑；若婴幼儿大便呈果酱色，伴有阵发性哭吵，隔几分钟哭闹一次，要警惕肠套叠，此时要及时送医就诊，以免延误病情。

小便黄赤短涩为湿热下注；小便深黄，常伴有巩膜或皮肤黄染，是肝胆湿热，属黄疸之征；小便色红或呈茶褐色，是血尿之征；小便色浑如米泔水，为饮食失调，消化不良，可详细询问小儿出生时情况，如母亲孕期是否有血糖异常情况、是否为巨大儿、是否有糖尿病家族史等，警惕儿童糖尿病的发生。

二、问诊

由于婴幼儿言语未通，即使是年龄较大的小儿往往也不能正确诉说病情，因此古代称儿科为"哑科"。三字经流派不仅重视望诊，也重视问诊，特别从赵鉴秋老开始更加重视这一点，不仅要常规问询，还要从患儿或家长的言辞中产生联系，发现疾病的关键。对于信息的捕抓和理解能力，是对一个医者更为全面的要求。赵老常讲：一分文学一分医，不是文凭，而是整体的理解和对术业和文化内涵的掌握。医生在接诊小儿时，常需要询问除患儿外的父母、亲属、保育员等，以获得患儿相关病情。问诊的基本内容可参照《景岳全书》中提出的"十问"，此外对于儿科常见的传染病如麻疹，以及预防接种情况等也应询问。

1. 问寒热

小儿易于发病，病情变化迅速，加之纯阳之体，易于化热，因此发热是儿科疾病最常见的症状。小儿发热的规律一般为晨起热度稍低，午后及夜间热度较高，这常可用于判断治疗效果。发热怕冷无汗，常伴有清涕，为外感风寒；发热怕风而有汗，为外感风热，需要辨别出汗原因是否为穿衣过多；持续发热不怕冷，为里热；寒热往来，为邪在半表半里；发热连续，且热势较甚，伴有舌苔厚腻，为湿热内蕴；夏季高热久久不退，无汗多尿，为暑热症，要谨防小儿脱水；傍晚或午后低热，常伴盗汗，可见于小儿结核病，要询问预防接种史，家人当中是否有结核病人；小儿怕冷，纳呆神疲，缺乏活力，多为里寒或阳气虚证。

2. 问汗

问汗，首先要排除由于小儿穿着衣物过多或被子过厚，以及剧烈运动后造成的出汗。白天稍动即出汗，称为自汗，提示气虚卫外不固；夜间汗出，醒则汗止，称为盗汗，提示阴虚或气阴两虚；小儿患热病，汗出热不解，提示邪气由表入里。由于小儿肌肤嫩薄，腠理不密，与成人相比更容易出汗，在入睡之后，阳气升发，常可见小儿头额部微微汗出，属于生理现象，不作疾病处理。

3. 问头身

针对较大年龄的患儿询问身体疼痛、不适等情况，患儿可能主诉头痛、头晕、恶心、腹痛等，而年龄较小的婴幼儿只表现为啼哭或抓抱不适部位。一般头身疼痛伴有发热，常为外感风寒；头痛较为剧烈，高热，伴有呕吐，为邪热入营，如流行性乙型脑炎；头晕，一般见于高热，也可见于贫血等慢性疾病。此外，一些发疹性疾病和皮肤病如麻疹、水痘、荨麻疹等，常有瘙痒情况，患儿表现为不断搔抓，情绪烦躁。

4. 问二便

问二便是指询问患儿二便的数次数量、颜色、质地，以及排便、排尿时的感觉。大便次数明显增多，质地稀薄，为脾失健运，水湿不化，如泄泻；大便燥结，常伴有腹痛、腹胀，多为肠道实热或阴虚津亏；大便次数增多，赤白黏冻，为湿热内蕴，如痢疾；大便排虫，伴有腹痛，多见于肠寄生虫病。小便频多、色黄、便时疼痛，为湿热下注，如泌尿系感染；小便清长，或夜间遗尿，为肾阳虚亏，下元不固；男孩小便时排尿部位靠下，需注意是否有尿道下裂情况。

5. 问饮食

问饮食包括问进食和问饮水。小儿能按时进食，食量正常，无吐泻、腹胀等，是正常现象。若腹部胀满，不思乳食，为伤食积滞；食少，食欲差，大便不实，形体消瘦，常见于疳证；不思乳食，伴有大便稀溏，提示脾失健运或湿邪困脾。渴喜冷饮为热证；渴喜热饮或口不渴，为寒证；频频引饮，口唇干燥，为胃阴不足，津液亏耗。在怀疑孩子为中毒时，尤其要快速询问饮食及误食药物等情况。

6. 问胸腹

胸部胀满而频繁咳嗽，常为风邪束肺，如急性支气管炎；胸部闷塞，哮鸣痰呼，为痰湿阻肺，如哮喘；胸闷心悸，面青气促，为心阳不振，心血瘀滞，见于心力衰竭。腹痛喜暖喜按，提示脾胃虚寒；脐周疼痛，提示蛔虫病；右下腹疼痛，伴有发热，结合触诊疼痛部位，判断是否为阑尾炎。

7. 问睡眠

年龄越小的孩子睡眠时间越长。正常小儿睡眠以安静为佳。如小儿睡中磨牙，多为寄生虫病；夜间睡眠不宁，肛门抓痒，常提示蛲虫病；睡眠少，睡眠过程中不安稳，常伴有盗汗、头发稀疏，可见于佝偻病；嗜睡和昏睡，提示邪入心包或痰蒙清窍，常为危重症的表现。入睡困难的小儿还要考虑小儿中枢神经系统发育尚不完善，神经兴奋性较高，不易平稳，在睡前过于兴奋而不易于入睡。这种情况主要是小儿没有养成良好的入睡习惯所致。

在儿科问诊时，还要详细询问现病史特别是诱因，询问小儿生产、喂养、发育等个人史、预防接种史、家族遗传史，以及患传染病的情况。

三、闻诊

闻诊包括听声音和闻气味。听声音，包括听啼哭声、语言声、咳嗽声和呼吸声。闻气味则包括闻小儿的大小便气味、呕吐物气味、口中气味等。

1. 啼哭声

正常小儿哭声大多洪亮而长，并有眼泪，啼哭诱因较为明确，常为饥饿、口渴、困倦、尿布潮湿、跌仆闪挫等。当小儿的需要得到满足或痛苦解除后，则哭声自止。如乳儿哭声无力，口作吮乳状，提示饥饿；哭声尖锐，呈阵发性，伴呕吐及果酱样大便，需考虑肠套叠；哭声嘶哑，呼吸无力，多有喉头水肿；头痛或腹痛导致的啼哭声音较为尖锐，时作时止。整体来讲，小儿哭声洪亮常为实证，哭声微弱为虚证；哭声洪亮和顺为病轻，哭声尖锐或细弱无力为病重。

2. 语言声

对于会说话能表达的孩子，语言以清晰响亮为佳。语声重浊常为外感风寒；语声低弱为气虚；语声嘶哑，病变多在咽喉和声带；不断呻吟多为身有不适或疼痛；高声呼叫常为剧痛；胡言乱语伴有发热、神昏，为热入营血。

3. 咳嗽声

咳声清扬伴有清涕，为外感风寒；咳声重浊伴痰黄黏稠，为外感风热；干咳无痰或少痰，为燥邪伤肺；咳声嘶哑状如犬吠，常见于喉炎，喉头水肿；咳嗽阵作，并有回声，常为百日咳。通常咳声高亢为实证，咳声低弱为虚证；有痰时咳声重浊，无痰时咳声干涩。

4. 呼吸声

正常小儿呼吸均匀平和，快慢适中。若呼吸气粗有力，伴有发热，多为外感热证；呼吸急促，喉间哮鸣音，为痰邪壅肺，如哮喘；呼吸急促，气粗鼻扇，常伴有发热，见于肺炎喘嗽；呼吸窘迫，面青不咳，常为呼吸道阻塞，要采取急救措施。此外，婴儿呼吸不畅，或张口呼吸，常为鼻塞或鼻垢阻塞鼻腔所致。后者用醮水棉签湿润鼻腔后，轻轻挑去鼻垢即可。

5. 二便气味

大便气味对于儿科疾病的辨证具有重要的提示作用。大便臭秽提示湿热积滞；大便酸腐多为伤食；下利清谷，无明显臭气，为脾肾两虚。小便短赤，气味臊臭，多为湿热下注或体内实热；小便清长无明显气味，为脾肾虚寒之证。

6. 口中气味

嗳气或呕吐物酸腐为伤食；口气秽臭多为胃热；口气腥臭多见于血证，如齿龈出血；口气如烂苹果味，为酸中毒表现。须排除食用某些食物引起的特殊气味，以免误辨。

四、切诊

切诊包括切脉和触诊。

1. 切脉

《幼幼集成》中提出："小儿三五岁，可以诊视。"提示小儿切脉的年龄大概为 3 岁。3 岁以下小儿可以不采用脉诊，可用看指纹的方法察病；3 岁以上的小儿配合程度明显增强，能够保证切脉较顺利进行。小儿诊脉最好在安静或入睡时进行。由于小儿寸口部位短小，不可能容纳医生 3 个手指，因此小儿切脉采用"一指定三关"的诊脉方法以辨脉象，寸、关、尺三部不变。"一指定三关"即为用医生的大拇指给小儿切脉。医生可双手轻轻握住患儿手腕，与患儿讲话交流，分散其注意力，医生的拇指放置在寸口部位。切脉时每手应在二三分钟左右，如果小儿突然哭吵反抗，则应立即结束切脉，此时经哭闹导致脉象已乱，不能得到准确的脉象。对于怀疑心血管系统疾病的小儿，切脉时间应适当延长。

小儿病脉一般用浮、沉、迟、数、无力、有力 6 种脉象来概括，分别表示疾病属表、里、寒、热、虚、实。小儿的年龄越小，脉搏越快。若以每分钟心率计算：新生儿~1 岁为 160~120 次，1~3 岁为 120~100 次，3~5 岁为 110~90 次，5~7 岁为 100~80 次，7~12 岁为 90~70 次。小儿脉诊的脉率参照各自年龄段的基准脉率判断迟数。

2. 按诊（触诊）

（1）**按头囟**：主要指按前囟。通过按诊可进一步了解头囟的大小、凹凸紧张的程度，以及头囟和颅缝闭开情况，颅骨的坚硬程度等。要注意按头囟的时候不可用力过大。囟门凹陷如坑为"囟陷"，多为中气下陷，或阴液耗损，如泄泻脱水时；囟门高突为"囟填"，如饱满紧张，多为邪热炽盛，风火痰热上冲，可伴高热、昏迷、抽搐，见于脑炎、脑膜炎；囟门逾期不闭合，常见于佝偻病；囟门过早闭合，头围明显小于同月龄婴儿，可为小头畸形，智力低下；囟门过大者为解颅，即脑积水。

（2）**按颈腋**：主要触摸颈项部及腋下有无结节包块。正常小儿在颈项、枕后、腋下可触及少许绿豆大小的结节，结节活动自如，属于小的淋巴结，不为病态。若小儿颈项两侧结节肿大、按之疼痛，并伴有发热，多为痰热蕴结，如急性淋巴结炎。

（3）**按胸胁**：胸骨高突状如鸡胸，或胸骨处下陷如漏斗状，或胸胁触及串珠，两肋外翻，提示佝偻病。心尖搏动处，古书称之为"虚里"，是宗气会聚之处。若虚里搏动太强，或节律不匀，提示宗气外泄，病情严重；若虚里搏动微弱，触之不甚明显，提示宗气内虚；若虚里搏动过速，伴有喘急，此为宗气不继，证情危重。

（4）按腹部：正常小儿在 3~4 岁前肝脏多能在肋下缘触及，但 4 岁以后逐渐缩入肋下，不能触及。若肝脾肿大，且有触痛，或质地较硬，均为病态。左肋下触之有块，提示脾肿大；右肋下触之有块，提示肝大。小儿腹部按诊应在患儿安静状态下进行，若出现哭叫反抗，则应停止检查。当腹部有压痛时，则应从无痛处开始触按，最后才检查痛处，以免过早触及痛处导致腹肌紧张，影响进一步检查。正常小儿腹部触之柔软温暖，按之不胀不痛。腹痛喜按，按之痛减多为虚寒证；腹痛拒按，按之疼痛加剧，提示里实证；脐周腹痛，按之有条索状包块，提示蛔虫病；腹部胀满，叩之有鼓声，多为气滞证；腹部胀满，叩之有液体波动感，多为腹腔积液。腹部触诊一定要在患儿身体放松状态下进行，触诊时同时观察患儿表情并进行询问，确定具体不适部位。

（5）按四肢：主要诊察四肢肌肉、关节、皮肤、温度情况。四肢厥冷多属阳气虚衰或阳气不达四末；手足心热但体温正常，常为阴虚内热；手足心、手足背面均发热，伴有体温升高，为外感发热或里热实证。四肢痉挛抽动为惊风；一侧或两侧肢体细弱，痿软无力，提示小儿麻痹后遗症；四肢肌张力增高或徐动，常提示小儿脑瘫。

（6）按皮肤：主要了解寒、热、汗的情况。皮肤热而无汗，伴有发热，为热甚所致；肢冷汗多，为阳气不足；皮肤按之凹陷不起，多为脾肾阳虚导致的阴水；按之凹陷，放手即起者，多为风水相搏导致的阳水；皮肤干燥而松弛，缺乏弹性，常见于呕吐、泄泻之后，阴液亏损之证。

第三节　辨治特点

一、治疗原则及特点

（一）扶正祛邪，祛邪优先

小儿脏腑娇嫩，形气未充，各项生理功能尚处于不完善阶段，机体抗病能力低下，容易受到外邪侵袭，特别是感受风寒、风热或者疫疠之邪；小儿肺、脾、肾三脏常虚，而机体又处于旺盛的生长发育阶段，需要摄入大量的营养物质，营养物质的摄入导致脾胃负担加重，水谷精微不能运化，造成饮食积滞于肠胃，积久化热化火，损伤脾胃之阴，导致食少纳差，脾胃功能受损，运化进一步减弱，生积生痰；小儿纯阳之体，感邪易于从阳化火，加之小儿易寒易热，疾病变化迅速，很多外感疾病快速入里化热，或者食郁发热。临床上，小儿肺脏娇嫩，加上小儿寒温不能自调，易外感六淫，不耐邪侵常多病咳喘；脾常不足，饮食不会自理，内伤饮食寒凉，饮食易伤发为吐泻；肝常有余，易生惊变，出现惊悸抽风等，造成小儿疾病以外感、饮食积滞和热病为主。无论正虚与否，皆因邪侵而引发或加重。由于脏腑娇嫩，病邪传变迅速，稍有差池，易生变证，急当祛邪。治疗大法常围绕解表、清热、消导开展，止咳平喘、健脾消食、和胃止呕、安神镇惊、平肝息风等法常单独应用或配合应用。以解表为例，在疾病初期阶段，邪尤在表，可能仅仅表现为恶寒、鼻塞、流清涕、轻微咳嗽等肺气失宣的症状，即使没有明显的发热情况，除清肺外，还会应用清肝、清天河水等穴位和手法祛热，这是结合了小儿病情变化迅速、感邪后易于化热的病理特点。

　　经曰："邪之所凑，其气必虚。""正气存内，邪不可干。"邪实常为病情演变的主要方面。小儿疾病虽以解表、清热、消导为主，但由于小儿"五脏六腑成而未全，全而未壮"（《小儿药证直诀》），肺、脾、肾三脏本虚尤为显著，小儿患病后易虚，因此补法也常用于小儿疾病。而小儿虽脏腑娇嫩，形气未充，脏腑功能处于相对虚弱状态，这种状态与成人患病的脏腑劳损有所不同。小儿脏腑之虚，乃是脏腑发育未臻，功能相对不足，其"稚阴稚阳"之体必随小儿年龄的增长而日渐增强，非短时强补可得。且小儿为纯阳之体，其生机蓬勃旺盛，故小儿脏腑气血之不断生长发育是自然的、必然的生理规律。一旦受邪致病，只要治疗及时，也较成人容易康复，正如《景岳全书》论小儿特点中所说"其脏气清灵，随拨随应"。因此三字经流派治疗小儿疾病强调祛邪优先，祛邪务尽，祛邪即扶正。有人认为小儿脏腑娇嫩，恐祛邪太过而伤正，临床应用清法不彻底，往往容易造成留邪为寇，疾病缠绵难愈。而邪留日久，势必影响小儿生长发育及脏腑功能，导致真正的虚损，所以祛邪务尽。如小儿高热或实热，可用独穴六腑久推，久推后如恐伤气，可佐短时二马补之，但一般不用补，即是此意。

（二）顾护脾胃，重视调护

　　三字经流派辨治疾患，重视护脾胃，以脾胃为本。脾土居中，有很多现象如易感儿、遗尿疝气等下陷症都会考虑脾胃的影响，不仅治标，还要找其根本以治疗。脾胃是后天之本，气血化生之源，脾胃功能健运对于生长发育中的小儿尤为重要。小儿在生理上表现为"稚阴稚阳"，形气未充，赖脾胃化生气血以滋养。

脾常不足，在外易感受六淫之邪、不洁之毒或因饮食不节，损伤脾胃；在内则易失健运，生湿生痰，衍生他证。同时，脾胃位居中焦，为水谷之海，运化水谷成精微以滋养百脉和五脏六腑、四肢百骸；小儿患病易虚易实，易于传变，病邪传于他脏，他脏受邪，势必影响脾胃功能。如在小儿脾胃病的治疗中，受仲景"见肝之病，知肝传脾，当先实脾"的启示及小儿"脾常不足，肝常有余"的特点，倡导"抑木扶土"，即脾胃有病，肝必乘之，因此治疗小儿疾病时，无论病变是否涉及脾胃，均要重视顾护脾胃，加强对脾胃功能的调理，常配合运八卦、清补脾胃等以增强疗效，促进疾病早日康复。顾护脾胃不仅体现在推拿治疗上，还体现在日常饮食调护上，并注重对家长的健康教育。

（三）整体观念，重视兼证

重视整体观，首先把患儿看作是一个有机整体，而不是只针对某一症状，这是三字经流派依循的根本原则之一。任何病症，要看其治病的根源，结合整体论治，并考虑到患儿的长期发展，不可为治症而治，因噎废食。同时，三字经流派注意兼证对患儿的影响，因为有些兼证易被忽视，成为病情难愈或反复的原因所在。如冬春常见的高热不退，有时因为患儿体内素有寒滞，形成了寒包火，造成高热难退成为疑难症。再如患儿常有的惊证，有时也会成为其他常见病难愈的原因，而此时的兼证往往成为治病的关键所在。故而整体与局部、主证与兼证的关系不是一成不变的，而是动态的辩证关系，要因时、因地、因人、因法取舍运用，方能活学活用，达到事半功倍之效果。

二、处方原则及特点

（一）取穴精简，君臣有序

三字经流派小儿推拿的最大特点就是取穴精简，一个治疗处方当中，常常只应用3~5个穴位就能够解决问题，有时候根据病情需要，1个穴位也能取得良好的治疗效果。在治疗的过程中，只取小儿左上肢（主要是左手）进行治疗。这种治疗特色在临床应用的时候能充分发挥优势，减少患儿在治疗过程中可能产生的不适感。且取穴精简，便于掌握，又能够极大地促进三字经派小儿推拿的传播、应用和发展，但这不是故意少用穴。有初学者，常先取十余穴再减至三五穴，这是因为没有充分理解三字经流派的辨证和取穴原则。"看方犹看律，用药如用兵"。取穴位的依据是辨证和治法的确定，然后是基于基础方和主症的配伍。

（二）善用清法和补法，重视运化

三字经派小儿推拿临床处方配穴，善用清法与补法。由于小儿患病易从阳化火，加之易于传变，所以小儿疾病以实证、热证居多，虚实夹杂证亦常见，而纯虚证虽然较少见，但小儿乃"稚阴稚阳"之体，各个脏器有待于不断发育完善，也处于相对虚弱状态，也会用到补法。穴位的作用，补则气升，清则气降，清补则调和气血、平衡阴阳。诊治时辨患病虚实，实则用清，虚则用补，实中夹虚则用清或清补，虚中夹实则用清补，以祛邪为先，临证多用清法。清法多用须防伤正，应佐以补法。例如高热用退六腑30分钟，佐揉二马5分钟，则热退神清，正气不伤，热不反复。同时三字经派小儿推拿重视运化，如认为补脾不如健脾，健脾不如运脾；便秘不仅要用清法，还要根据不同情况关注大肠的传送和运化功能等。

（三）穴位、手法、推拿时间配合应用

应用小儿推拿治疗疾病，辨证要准确，在准确辨证的基础上，正确选穴，根据病情确定每个穴位推拿的时间，或清或补或清补，制定完整的穴位处方。三字经派小儿推拿的速度以每分钟150~200次为宜。一般在一次治疗中，每个穴位需要推1000~3000次，需要5~15分钟。婴幼儿推拿一次需30分钟左右。每日治疗1次，重症患儿可每日治疗2次。慢病治疗一般以7~10天为1个疗程，1个疗程结束后，可休息数日，再开始做第2疗程。《推拿三字经》谓："大三万，小三千，婴三百，加减良。"说明推拿的时间和速度，应依据病情、年龄酌情增减，灵活掌握。对治疗大寒、大凉、大热的穴位和泻法、重刺激手法等要注意治疗剂量，强刺激手法应在治疗的最后进行。

另外在手法应用上，有的穴位不宜推，如心属火，主神志，临床一般不直接推心穴，恐扰动心火。如心火盛需要清心时，可用清天河水代替，天河水善能泄热、清心、降火。胃气以和降为顺，胃穴不用补法，防止胃气壅滞。若胃阴虚则用清补脾代替。肾为先天，藏元阴元阳，小儿肾常虚，肾穴不宜清泻。若有肾火，则用清小肠穴代替，利小便则肾火即去。如脾胃基础方八卦、清胃、天河水，看似仅三穴，但根据脾胃和整体的关系及表现症状的主次，在推拿时间搭配上可不同，即变为了不同的君臣佐使，不同的方穴。

（四）运用五行，补母泻子

善于根据五行的关系灵活搭配运用，是三字经流派的又一特点。在三字经流派小儿推拿中，补母泻子是常用的治疗方法。有些脏腑不宜补，可用"虚则补其母"的方法取穴。如肝为将军之官，其性主升散，肝宜清不宜补。临床如见患儿肝虚须补时，往往采取滋水涵木法，补肝木之母肾水，取穴揉二马或补肾，进而起到补肝的作用。慢性肺系疾病如慢性咳喘，肺虚久咳，伴有纳呆腹胀者，可采用培土生金法，健运脾胃以补肺气，可采用补脾独穴治疗。有些脏腑过于旺盛又不适合直接推拿的，可采用"实则泻其子"的方法。肝木生心火，若见肝火偏旺出现烦躁易怒、口苦咽干、目赤耳鸣等症，可采用泻心之法，大清天河水穴以降肝火。三字经派提倡灵活运用阴阳五行原理指导配穴。如根据木能克土、木火刑金的原理，常用清胃配平肝治疗脾胃病，清肺配平肝治疗咳喘病。水唯畏土，其制在脾，若土不克水，出现脾虚水湿泛滥、水肿胀满，常为肾病综合征，应重揉外劳宫，以温运脾阳，制水消肿。

特色技法篇

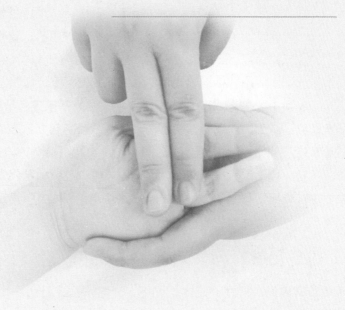

第四章 三字经流派小儿推拿技能特色

三字经派小儿推拿在技法和治疗思路上有着鲜明的特点：取穴少而精、擅长用独穴、手法简易学、每穴推时长、用后疗效高。

一、取穴少而精

三字派小儿推拿的常用穴位有 30 个左右，实际应用中又有侧重与精炼，临证取穴鲜有超过 3~5 个穴位，且尤其擅长独穴治病。其他流派多为全身取穴，穴位近百或百余个，临证治疗常需要选用十余穴位。三字经派前辈认为："取穴不宜多，多则杂而不专。"还认为："穴位是脏腑气血的聚焦点。通过推拿的刺激，产生通经络、活气血、消瘀滞、扶正气、驱病邪的治疗作用。暖穴能催动人身生热的能力；凉穴能催动人体散热的能力；补穴能加强脏腑功能，匡扶以助正气；泻穴能加强人体的排泄疏导功能。因此，取穴必须少而精，若通身杂推则恐气血乱动，只能造成混乱。"但也提出，应重整体、强辨证，某穴的寒凉功效，应服从整体治法的配伍运用。根据少而精的取穴原则，三字经派很早即拟定出治疗部分常见病的基础方。如，治疗外感病、肺系疾病的基础方：清肺平肝、天河水；脾胃病基础方：八卦、清胃、天河水；脑病、惊风基础方：阳池、二马、小天心等。赵鉴秋老在 60 余年临证中又将百余种疾病的常见症状整理拟定出基础方以供临证时参考，代代研习形成动态标准化。而看似简单的基础方，又根据辨证不同，在君臣佐使配伍和时间等方面有着不同的变化和加减，再次体现了中国传统文化大道至简，道化万物的特点。

二、擅长用独穴

所谓独穴治病，即在一定的情况下，通过辨证，只用一个穴位，推时相对长，往往以得效为度。用以治疗急性病效果更好。而运用独穴，对于辨证和穴位的要求更为精到。

《推拿三字经》指出："治急病，一穴良。大数万，立愈恙。幼婴者，加减量。"徐谦光曾用独穴 28 个，其曾记载："今定独穴，以抵药房：分阴阳为水火两治汤；推三关为参附汤；退六腑为清凉散；天河水为安心丹；运八卦为调中益气汤；内劳宫为高丽清心丸；补脾土为六君子汤；揉板门为阴阳霍乱汤；清胃为定胃汤；平肝为逍遥散；清大肠为承气汤；清补大肠为五苓散；清补心为天王补心丹；清肺金为养肺救燥汤；补肾水为六味地黄丸；清小肠为导赤散；揉二马为八味地黄丸；外劳营为逐寒返魂汤；一窝风为荡寒汤；掐揉五指节为化忡丹；拿列缺为回生散；天门入虎口为顺气丸；阳池穴为四神丸；五经穴为大圣散；四横纹为顺气和中汤……"以上对照均为相当于此功效和应用的参考，运用时需参悟内涵、辨证病情，不可照本搬穴，呆板生套。

现在临床常用的独穴也有很多，如：顺运八卦、逆运八卦、外劳营、二马、平肝清肺、清补大肠、清大肠、揉板门、补脾、清补脾、清胃、阳池、一窝风、天河水、退六腑、推三关、分阴阳、四横纹、小横纹、小天心、拿列缺等。例如外劳宫一穴，多推、久推治疗蛔虫性肠梗阻、部分腹痛；清补大肠治疗久痢；补脾治疗慢性咳嗽、久咳；清补脾治疗脾虚胃弱的纳呆；一窝风治疗风寒腹痛；揉二马治疗先天不足、退虚热；退六腑清高热、退实热；清天河水治心火上火；平肝治疗慢惊风；揉板门治上吐下泻；清胃治疗呕吐；揉阳池治疗头痛等。多能效如桴鼓，神创奇功。凡是久推无害、疗效显现的穴位，都是可以作为独穴使用的。

三、手法简易学

本派推拿手法只有八法，分别为推、拿、揉、运、捣、掐、分、合。易于掌握，运用方便，临证多用推、揉、运、捣，故而更易于掌握。但实际操作中，每法又有细致要求，如要求推拿时手法熟练，操作正确，力道精透，精神集中，轻重慢快变化适当，用力匀称，徐徐而定，绵绵不断，扎实稳定，不可飘浮，方可取效。切不可因觉其简单易学而马虎从事，指尖技法、基本功练习更需扎实正确，对于手法练习要形成肌肉记忆，并能根据实际病情灵活运用。三字派的手法对于悉心学习者，简便易学，易于初学者掌握及传播运用。手法在外治法中，相当于药剂的制作环节，很是关键，简易的手法便于运用者集中精力练习，更利于深入体会贯通。

四、每穴推时长

临证施治时，每穴操作的次数相对较多，主张久推取效。《推拿三字经》谓："大三万，小三千。婴三百，加减量。"推拿时间的长短、次数多少应根据患儿年龄大小与病情轻重灵活掌握，不能一概而论。古时无钟表，计时靠计数，稍有分神常会产生误计，故很不方便。近代改用计时，更加方便准确。每个穴位每一次施治需根据情况推 5~15 分钟。如 3 岁以内年龄小且症状一般的孩子，每次治疗一般在 30 分钟左右，多集中在 20~40 分钟，日常保健酌情加减。如有 1 例 20 世纪的病案，某 5 岁患儿，因杂食生冷不洁之食，上吐下泻不止。先请某医推拿治疗，推拿每次取穴 9 个或更多，每穴推拿 200~300 次，即每次每穴推拿至多一两分钟，治疗无效。后用三字经派方法诊治，取穴外劳宫、清胃、天河水三个穴位，每穴推 30 分钟，共推拿 1.5 小时，患儿忽然腹鸣有声，吐泻立止，推一次即愈。说明只要辨证准确、取穴正确，久推必然取效。当今社会，习学三字经派小儿推拿者众多，但往往有一误区，认为此法虽好但推时长，此说法者未全得三字经派要领，前面讲过，三字经派推拿时间多在半小时左右，与其他主要小儿推拿流派运用的时间相近，且根据患儿年龄与病情有时也可十几至 20 分钟，而对于疑难杂症或急重症者可能时间更长，这完全取决于病症需要和辨证施治的结果。

五、用后疗效高

推拿治病的疗效，取决于辨证、取穴、手法、时间、护理五个方面。

（一）辨证准确

没有正确的诊断，就不可能有正确的治疗，辨证在医疗中占主导地位。对小儿疾病的诊断，是在中医传统理论指导下，运用四诊八纲、阴阳五行来进行辨证论治，从而制订治法的。在四诊之中，首重望诊，以察看印堂色泽为先。《推拿三字经》指出："小婴儿，看印堂。五色纹，细心详。""色红者，心肺恙。""色青者，肝风张。""色黑者，风肾寒。""色白者，肺有痰。""色黄者，脾胃伤。"这些理论至今对儿科临床仍有指导意义。根据现代家庭和孩子生长方式，问诊在诊断中也起到重要作用，而问诊不仅要知道问什么，还要会沟通，从家长的描述中找到关键点，这对于医者的沟通和理解能力有较高的要求。

（二）取穴正确

在明确诊断之后，选取最恰当的穴位，才能切中要害。古文云：用药如用兵，外治穴位的选取亦是如此。否则，如箭不中的，劳而无功。因此，切合病情的正确取穴，是治疗成败的关键。

（三）手法正确

取穴准确，推拿的手法也会影响疗效。若操作马马虎虎，心不在焉，心里想着闲事，口里说着闲话，有经验的人也会推走样。手法正确与否不仅在于临证，更在于日常正确的练习和积累，而这一点却又是常常易被忽视的。

（四）时间合适

在诊断、取穴、手法确定之后，认准这一个穴或几个穴位的确是治疗的关键，确定穴位后就要坚定地推下去。若效果不显，就是操作时间不够。临床实践证明，凡是诊断正确，取穴对症而推拿疗法不显的，必然是手法轻重不当，或推数不足，力到数足未有不见效的。德修先生曾说："取穴少、推的时间长，是我们这一派推拿法的特点。靠这一特点，临床才收到较好的疗效。"时间长短与患儿实际上是一个辩证统一的关系，不能只看局部，参透这一点，才能更好地系统运用三字经派的方法。

（五）护理得当

以上四点皆是对医者而言，本条多是对家长而言，但却是影响医者疗效的重要一环。当今儿童，生活保障基本无忧，除半小时在医者处外，其他时间都在带养人身边，而且孩子疾病或生长问题的形成，也多是因不当的带养习惯所致。故而赵鉴秋老常讲，"管"不住家长，看不好孩子。儿科医生，不仅仅限于治好孩子当下的病症，还要关注孩子长期的生长发育和体质，这与日常护理是分不开的。而如何让家长掌握育儿习惯的要点，甚至改进以前的不足，坚持正确的护理育儿方法，也是医者沟通、引导之多项技能的体现，是儿科医生应该掌握的方法之一。

以上诸项，不是割裂进行，而是一个系统有序的闭环，环环相扣。总之，小儿推拿只要辨证准、取穴对、手法佳、时间够，临床疗效是可靠的，有时甚至超过药物治疗。

第五章　三字经流派小儿推拿手法

医者用来治疗疾病的各种有规律的、特定的技巧动作称为推拿手法。

小儿推拿手法的基本要求是柔和、均匀、持久、有力，轻而不浮，快而不乱，平稳扎实，作用深透。三字经流派的手法强调练习规律，多以实际操作为主，讲究"轻柔、匀速、深透"六字。取穴准确，实操认真，气度得当，手法熟练，才能达到"一旦临证，机触于外，巧生于内，手随心转，法从手出"。反之，手法不熟练或敷衍马虎，偏离穴位，渗透不足，则劳而无功，甚至贻误病机。

第一节　常用手法

常用手法仅八法：推、拿、揉、运、捣、掐、分、合。

1. 推法

用拇指桡侧缘或食、中指螺纹面，在穴位上做直线推动的手法称为推法，要求操作时向前推动，行于直线不可斜曲。手法用力轻柔均匀，注意渗透，不可空中带弧，忽快忽慢。

推法中又分补、清和清补3法。补法为指尖向指根推（向心性为补）；清法（泻法）为指根向指尖推（离心性为清）；清补法（平补平泻）为指尖至指根来回推（往返者谓之清补）。这是一般规律，也有例外者，如推天河水，是向心性推之为清天河水。推法的速度，以每分钟约200次为宜。推法多用于线型穴位，如清天河水、六腑等。

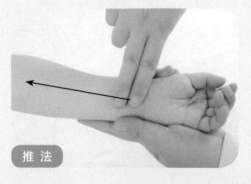

推　法

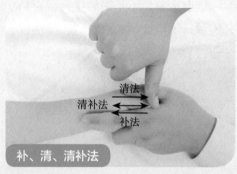

清法
清补法
补法

补、清、清补法

2. 拿法

用拇、食二指同时相对用力，拿按作用于某一穴位，一紧一松，反复增减用力的手法称为拿法。此法为强刺激手法之一，多用于急救，如惊风急救拿列缺穴。也可用于操作的最后，如推拿结束时同时拿威灵、精宁两穴。一般用于点型穴位。注意应松紧适宜，用力柔和。

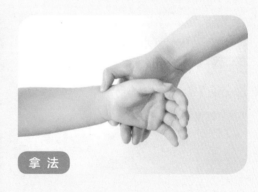

拿 法

3. 揉法

用拇指或食、中指螺纹面作用在某穴位上，左右旋转揉动的手法称为揉法。操作时，手指需紧紧地吸附在穴位上，不可跑偏游离，用力着实深透，不可只在表皮上摩擦，要轻而深透。一般情况应左揉、右揉同数，每分钟约 200 次。多用在点型穴位上，如揉二马、外劳宫等。揉法如推法，看似简单，实际练习和操作时却常是问题所在，故而基本功要扎实。

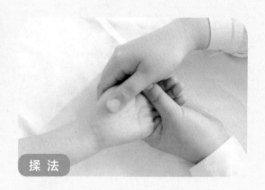

揉 法

4. 运法

用拇指或食、中两指并拢的螺纹面，由此往彼，在穴位上做弧形或环形推动的手法称为运法。每分钟 150~200 次。多用于面型穴位，如运八卦、运水入土等。

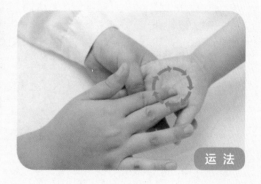

运 法

5. 捣法

食、中指屈曲，用第二指间关节背面捣（打）在穴位上的手法称为捣法。用于点型穴位，如捣小天心。

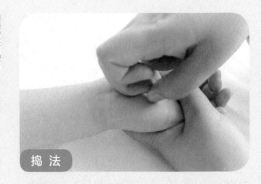

捣 法

6. 掐法

用拇指或其他指的指甲，在穴位上掐之，使患儿产生酸麻胀感的手法称为掐法。以不掐破皮肤为度，如掐五指节。

掐 法

7. 分法

用两拇指从选定的部位向两侧分推的手法称为分法，如分阴阳。

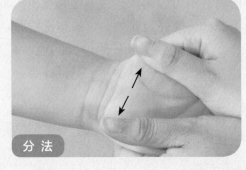

分 法

8. 合法

用两拇指从选定的部位，由两侧向中间合推的手法称为合法，如合阴阳。

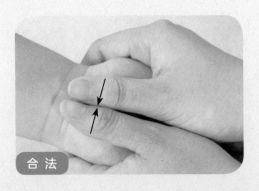

合 法

第二节　特色手法

1. 两穴联推

在处方中若两穴位置接近，且操作的方向、力度、频率及次数相同时，可以将两个穴位同时操作，称为两穴联推，是三字经派的特色之一。如清肺平肝、清脾胃穴等。两穴联推可以大幅节省时间，且不影响手法的效果。如平肝清肺。

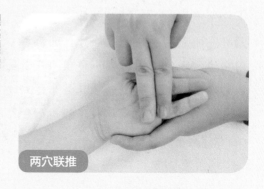

两穴联推

2. 支撑手法

支撑手法是指在手法操作时对患儿肢体进行支撑、固定的手法，支撑手法为三字经派特色手法之一。小儿活泼好动，支撑手法能使小儿的肢体维持一定的姿势，并充分暴露穴位，有利于操作手法的稳定，从而保证手法的疗效。支撑手法同其他手法一样，对姿势、力度、角度也均有要求。注意支撑手法力度不可过重，过重则患儿不配合，甚至哭闹。

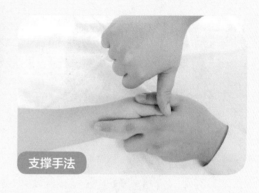

支撑手法

3. 分法

此方法与八大手法里的分法名称相同，但含义和用法不同，此分法类似于赵鉴秋小儿脏腑点穴法中的"分拨"，即以指端按住某一特定穴位，以指端吸附，进行挑送或左右来回揉拨。分法多用于体穴，如足三里、三阴交，一般用揉法多产生酸胀感，而分法渗透作用更强，可产生"通电感"，因此分法可以起到强化刺激量和增强疗效的作用。

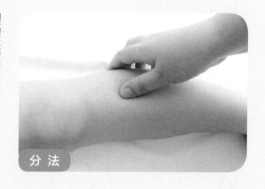

分 法

4. 对揉

对揉是指前后相对或位置接近的两穴，同时使用揉法且作用力方向相对的一种手法。对揉可以加强两穴联合的疗效，如合谷和曲池穴联合作用解表，对揉两穴刺激量大，得气感强烈，可以迅速达到汗出表解的效果。

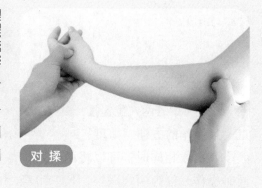

对　揉

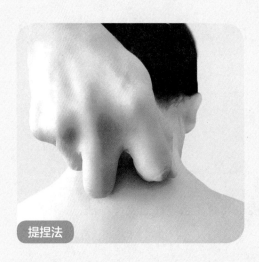

提捏法

5. 提捏法

提捏法是指将提法和捏法结合在一起的手法。医者两指用力提捏起穴位处的皮肤，然后松开，待皮肤平复后再重复此操作。多用于急症，操作时要求快、准、稳，一般两三次就可出痧。提捏法因刺激量大往往放在最后环节使用，操作结束后要安抚孩子。

6. 吮法

吮法是指用嘴唇吮吸患儿特定穴位以取痧的方法。多用于周岁以内的婴幼儿，此方法多令家长操作，因刺激量较小，易于接受，可减少患儿痛苦。此法为替代提捏法或拔罐等刺激量较大的取痧法。

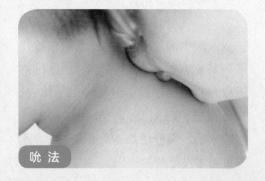

吮　法

7. 捏脊法

捏脊法操作时,患儿取俯卧位,医者用拇指螺纹面顶住皮肤,食、中二指前按,三指同时用力捏拿皮肤,要兼顾督脉和膀胱经两侧,两手交替向前移动,边推边捏边提拿。自长强穴开始,沿着督脉向上至大椎穴为1遍。每次捏3~5遍。

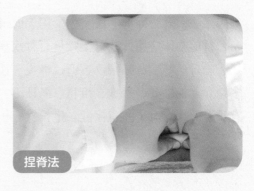

捏脊法

为增强刺激,可从第2遍起,每捏3次向上提拿1次,即"捏三提一"法。最后用两拇指在脾、胃、肾俞处揉之,以提高疗效。捏脊手法也有较高要求,如手法得当,患儿不会产生疼痛不配合的情况。此法对于孩子的日常保健也有很好的功效。

8. 脏腑点穴法

脏腑点穴法并非三字经流派推拿的手法,此法源于千百年前的道家,于1830年传入民间。20世纪60年代,赵鉴秋教授及同仁学习脏腑点穴后,将其应用于儿科临床,俗称为"开脏腑",形成了完善的体系和特点,取得了良好的疗效,

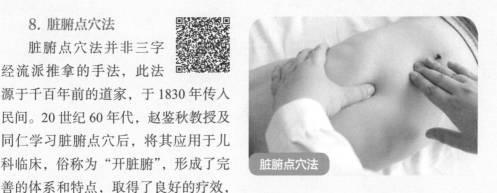

脏腑点穴法

并且弥补了大孩子治疗时间长等不足。赵鉴秋深入研究并在国内广泛推广,在《幼科推拿三字经派求真》出版时,又将此法作为单独一章列于书后,从此被广为认知。也被列为非物质文化遗产名录,赵鉴秋之子宋飞为年轻一代的非遗代表性传承人。

脏腑点穴法以中医的脏腑经络学说为基础,结合阴阳五行、四诊八纲、辨证论治的理论,根据脏腑部位和经络穴位,采用推、按、拿、揉及点穴分筋等手法,从脏腑治疗入手,调理脏腑气血,尤其以调理气分为主,从而加强脏腑功能活动,增强人体抗病能力,达到治病或强身健体的目的。

小儿脏腑点穴共有九大手法:补、泻、调、压、推、拨、分、扣、按。其操作主要分为三大部分:①胸背部手法,常规22式加减,主要用以调理体内气机,尤其是体内气分为主;②四肢分筋法,以调理上下四肢经筋经络为主,讲究分筋

辟肉之法；③头面部手法，主要用于面瘫、口眼歪斜、近视等，效果极佳。

目前临床应用此法可治疗近百种疾病，对小儿厌食、泄泻、呕吐、痢疾、便秘、感冒、咳嗽、哮喘、黄疸、鼻炎、遗尿、腺样体肥大等数十种常见病，以及多动症、抽动症、癫痫、疳积、肠梗阻、肾炎等众多疑难症和常见儿科病症，都有显著效果。对于儿童保健、生长发育作用明显。

第六章 三字经流派小儿推拿常用穴位

第一节 流派用穴特征与规律

三字经派小儿推拿，除具有取穴少而精、擅长用独穴、手法简易学、每穴推时长、用后疗效高等特色外，在用穴组穴上还有以下规律可循：

1. 基础方加减定思路

肺系病基础方、脾胃病基础方、脑病惊风基础方，加上易惊证基础方，合计4个基础方，治疗处方时以这4个基础方为根本，根据病情进行加减。

2. 组穴配伍根据实际

独穴的选取、操作时间，组穴的时间、次序、配伍，并非一成不变，而是应按照实际病情灵活变化。

3. 实用为主以柔克刚

取穴讲求实效，选穴精准，功效相同的选更有针对性的。选穴搭配以及用穴的手法要注意，不能用蛮劲盲干，取穴不宜过多，手法讲求以柔克刚，轻柔深透，找准病根定穴，取到四两拨千斤的效果。

4. 从不教条注重变化

规律和规定是总方针，但不是一成不变的死摆设，组穴基础方等都可根据实际灵活嫁接，但万变不离其宗，遵循的根本原则不能变，要从辨证、诊断、取穴等每一步厘清思路，做到心中时时有数。

第二节 流派常用穴位

三字经派推拿法多用左上肢肘以下特定穴位，常用穴位有30个左右。有的穴位并非针灸学上所述穴位，如阳池穴。根据穴位的形状，可将小儿推拿特定穴位分为点、线、面3型。

点型——人体某部位上呈点状的穴位称为点型穴位，如小天心、二马等，多采取揉、拿、点、捣等手法。

线型——人体某部位上两点间连线的穴位称为线型穴位，有短线型和长线型，如天河水、六腑等，多采用推、捣或者提捏等手法。

面型——人体某部位上面积较大的穴位称为面型穴位，如八卦、运土入水、运水入土等，多采用推、运等手法。

三字经流派操作时，一般只做患儿左上肢，不做右上肢，现将常用穴介绍如下。

1. 脾穴

【位置】拇指桡侧，赤白肉际处，由指尖到指根，属线型穴位。

【操作】用推法，分为补脾、清脾、清补脾3法。自指尖推向指根为补脾；自指根推向指尖为清脾；来回推之为清补脾。以推1000~2000次（5~10分钟）为宜。

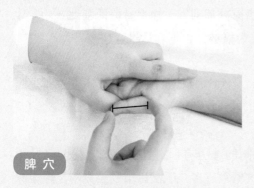

脾 穴

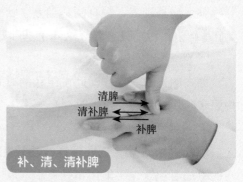

清脾
清补脾
补脾

补、清、清补脾

【功效】健脾调中，补血生肌，消食滞，化痰涎。

【主治】伤乳食，疳积，脾虚泻，消化不良，脱肛，虚喘嗽，黄疸，湿痰，慢惊风，隐疹不透等。

【深耕】补脾用于脾虚证。治疗脾虚泻时多配伍清补大肠以健脾止泻。治疗虚喘嗽，多配伍揉二马、清肺，因虚喘嗽为肺、脾、肾三脏皆虚，揉二马补肾中水火，清肺以清热平气逆，补脾以培土生金。治疗脱肛，多配伍揉二马、补肾、清补大肠，先补脾土以生肺金，后揉二马以治肾寒，再补肾水以生肝木，使木安而不克土，最后清补大肠，以加强大肠之功能。

清脾用于实证，如伤食、积滞等。清脾还可以用于治疗大便燥结，多配伍清大肠、补肾，用清脾、清大肠以泻其火，后用补肾法以善其后。

清补脾可增强运化，用于虚中夹实证，如消化不良等。若患儿心脾火盛，表现为口舌生疮、眼睑红肿、手热身热等，多用清天河水、清补脾配伍以清心脾之热。

【引文】《推拿三字经》：若泻肚，推大肠。一穴愈，来往忙。言五色，兼脾良。曲大指，补脾方。内推补，外泻详。大便闭，外泻良。……脱肛者，肺虚恙。补脾土，二马良。……虚喘嗽，二马良。兼清肺，兼脾良。……嘴唇裂，脾火伤。眼胞肿，脾胃恙。清补脾，俱去恙。向内补，向外清。来回推，清补双。

2. 肝穴

【位置】食指掌面，由指尖到指根，属线型穴位。

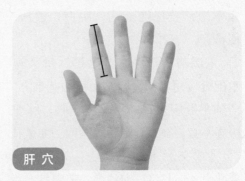

【操作】用推法，分清肝、补肝2法。自指根推向指尖为清肝，亦称平肝；反之为补肝。每次推300~1000次（2~5分钟）。

【功效】平肝息风，解热镇惊，开郁除烦，扶土抑木，和气生血。

【主治】急、慢惊风，肝旺肝郁，感冒发热，目赤昏闭，烦躁不安，头昏头痛等症。

【深耕】肝为将军之官，宜平而不宜补。如肝虚应补时，则以肾穴代之，肾为肝之母，补肾即补肝。如见患儿
山根色青，为肝风，先辨其虚实，实者平肝，虚者补肾。平肝常与清肺、清天河水配合应用，作为肺系疾病的基础方。

肝 穴

【引文】《推拿三字经》：色青者，肝风张。清则补，自无恙。平肝木，补肾脏。

3. 心穴

【位置】中指掌面，由指尖到指根，属线型穴位。

【操作】用推法。分清心、补心2法。自指根推向指尖为清心；反之为补心。每次推100~500次（1~3分钟）。

【功效】清心火，利小便，镇惊搐，安神志。

【主治】口舌生疮，小便赤涩，眦红，惊搐，弄舌等。

【深耕】本穴在临床上极少用，恐动心火。如有心火，也不得用清心法，以天河水代之。

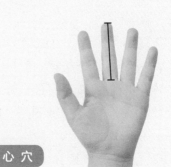

【引文】《推拿三字经》：色红者，心肺恙。俱热症，清则良。清何处，心肺当。

心 穴

4. 肺穴

【位置】无名指掌面，由指尖到指根，属线型穴位。

【操作】用推法。分清肺、补肺2法。清肺，自指根推向指尖；反之为补肺。每次推100~2000次（5~10分钟）。

【功效】疏风解表，顺气化痰，止咳利咽，补益肺气。

【主治】伤风感冒，咳嗽痰喘，麻疹不透，发疹性疾病，脱肛，遗尿，便秘等。

【深耕】清肺常与平肝、推天河水配合应用，作为肺系疾病的基础方。清肺平肝解表宣肺，化痰止咳。肺非

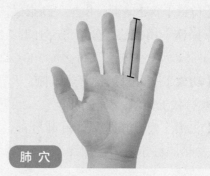

肺穴

极虚不宜妄补，补则呼吸满闷。如欲补肺，可以用补脾，培土生金以代之。

【引文】《推拿三字经》：心肺恙。俱热症，清则良。清何处，心肺当。……虚喘嗽，二马良。兼清肺，兼脾良。

5. 肾穴

【位置】小指掌面，由指尖到指根，属线型穴位。

【操作】用推法，分补肾、清肾2法。自指尖推向指根为补肾；反之为清肾。但古书记载的清补法与此相反。每次推1000~2000次（5~10分钟）。

【功效】补肾益脑，益气养神，纳气定喘，温下元，止虚火。

【主治】先天不足，五迟五软，遗尿，小便短赤，五更泄泻，咳喘，肾亏骨软，脱肛，解颅，久病体虚，盗汗，便秘，腹泻等。

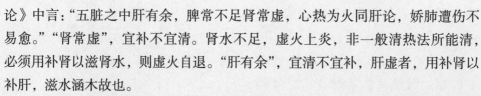

肾穴

【深耕】《育婴家秘·五脏证治总论》中言："五脏之中肝有余，脾常不足肾常虚，心热为火同肝论，娇肺遭伤不易愈。""肾常虚"，宜补不宜清。肾水不足，虚火上炎，非一般清热法所能清，必须用补肾以滋肾水，则虚火自退。"肝有余"，宜清不宜补，肝虚者，用补肾以补肝，滋水涵木故也。

【引文】《推拿三字经》：色青者，肝风张。清则补，自无恙。平肝木，补肾

脏。……大便闭，外泻良。泻大肠，立去恙。兼补肾，愈无恙。……牙痛者，骨髓伤。揉二马，补肾水。推二穴，数万良。……脱肛者，肺虚恙。补脾土，二马良。补肾水，推大肠。来回推，久去恙。……小便闭，清膀胱。补肾水，清小肠。

6. 胃穴

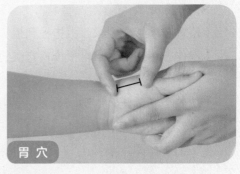

【位置】自腕横纹至拇指根部外侧缘赤白肉际处，属线型穴位。

【操作】用推法，自腕横纹推向拇指根部止为清胃。每穴推1000~2000次（5~10分钟）。

【功效】清胃热，消食积，止呕降逆，除烦止血。

【主治】恶心呕吐，食欲不振，脾胃失和，消化不良，痘疹潮热不退，吐血及鼻衄。

【深耕】胃气以降为顺，故此穴只清不补，清胃热，降胃气，一般呕吐皆可用之。清胃与运八卦、清天河水配伍作为脾胃病基础方，治疗脾胃积滞积热。

【引文】《推拿三字经》：暑秋伤。若上吐，清胃良。拇指根，震艮连。黄白皮，真穴详。凡吐者，俱此方。向外推，立愈恙。

7. 大肠穴

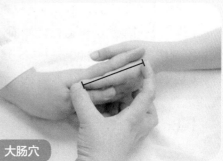

【位置】食指桡侧缘，赤白肉际处，由指尖到虎口，属线型穴位。

【操作】用推法，分为补大肠、清大肠、清补大肠3种推法。补大肠，由指尖推向指根和虎口；反推之则为清大肠；来回推为清补大肠，亦称平补平泻。每次推1000~2000次（5~10分钟）。

【功效】调理大肠功能，止泻痢，固肠涩便。

【主治】赤白痢疾，泄泻，久痢，便秘，脱肛，肛门红肿等症。

【深耕】大肠穴具备调理肠道的功能，拥有止泻与通便的双向调节功能，实则用清，虚则用补，虚实夹杂用清补。《推拿三字经》中记录的治疗泄泻独穴方就是单用大肠穴，"若泻肚，推大肠。一穴愈，来往忙"，《小儿按摩经》中也记载："大肠病疾腹泻主，按摩宜久脾大肠。"肠道之病必推此穴。

【引文】《推拿三字经》：若泻肚，推大肠。一穴愈，来往忙。……大便闭，外泻良。泻大肠，立去恙。……若泻痢，推大肠。食指侧，上节上。来回推，数万良。……倘泻肚，仍大肠。……脱肛者，肺虚恙。补脾土，二马良。补肾水，推大肠。来回推，久去恙。……小便闭，清膀胱。补肾水，清小肠。食指侧，推大肠。尤来回，轻重当。

8. 小肠穴

【位置】小指尺侧缘，由指根到指尖，属线型穴位。

【操作】用推法，自指根推向指尖为清小肠。每次推 300~1000 次（2~5 分钟）

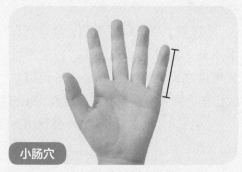

【功效】利尿止泻，分清降浊，清膀胱之热，清利下焦湿热。

【主治】尿闭，小便不利，口舌生疮，水泻无小便，尿频。

【深耕】膀胱气化不行，则小便不利，需用清法以化郁行气，如肾虚可加补肾、揉二马以补肾中水火。小肠能泌别水液清浊，清小肠可以利水道而通小便。

小肠穴

【引文】《推拿三字经》：小便闭，清膀胱。补肾水，清小肠。

9. 四横纹

【位置】位于掌面，第二至第五指根部横纹处，属线型穴位。

【操作】用推法，以拇指桡侧面，于穴位上来回推之，称推四横纹。可视情况推 300~1000 次（2~5 分钟）。

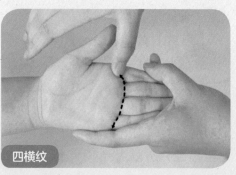

【功效】调中行气，消胀散结，清脏腑之热。

【主治】腹胀，疳积，厌食，腹痛，纳呆，痰喘，胸闷，口唇燥裂等。

【深耕】四横纹最早出自《小儿按摩经》，书中云："四横纹和上下气，吼气腹疼皆可止。"《小儿推拿秘诀》亦

四横纹

云:"四横纹掐和气血。"掐、推四横纹均有理中行气、化积消胀、退热除烦的作用,可以治疗胸闷痰喘、腹胀、厌食、咳喘、发热、烦躁、肠胃湿热、肚腹疼痛等。

【引文】《推拿三字经》:痰壅喘,横纹上。左右揉,久去恙。

10. 板门

【位置】拇指下,位于掌面大鱼际肌之中点。以指点按之常有大如豆粒的筋头,重按有酸麻感,即为板门穴的部位,属面型穴位。

【操作】此穴可来回推之,也可左右旋转揉之,此两法均称清板门。每次揉300~1000(2~5分钟)。

【功效】清胃热,止吐泻,通调三焦之气。

【主治】呕吐,泄泻,溢奶,胃痛。

【深耕】小儿推拿现存最早的专著《小儿按摩经》记载:"揉板门,除气促气攻,气吼气痛用之。"《小儿推拿广意》曰:"揉板门,止小肠之寒气。"揉

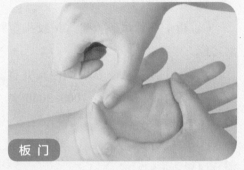

板门

板门能平胃导滞、通畅气机,与胃肠气机相关疾病均可运用,如呕吐泄泻、嗳气胀满、纳呆不欲食等症,本穴治疗伤食性腹泻、呕吐等亦可单用,但是操作时间要长。

【引文】《推拿三字经》:倘泻肚,仍大肠。吐并泻,板门良。揉数万,进饮食,亦称良。

11. 三关

【位置】前臂桡侧,自腕横纹至肘横纹呈一直线处,属长线型穴位。

【操作】用推法,食、中两指并拢,自腕横纹推向肘横纹,向心性推之,称推三关,又称推上三关。每次推1000~2000次(5~10分钟)。

【功效】培补元气,助气活血,温阳散寒,发汗解表。

【主治】先天不足,表虚自汗,麻疹不透,小儿瘫痪等。

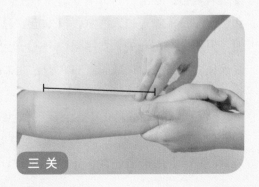

三关

【深耕】三关为暖穴，大补肾中元气，回阳生热，一切虚寒证皆宜之。治疗寒痰迷塞心窍、中风病，需用热力祛风、开郁、祛痰，以此独穴多推，以醒为度。

【引文】《推拿三字经》：瘟疫者，肿脖项。上午重，六腑当。下午重，二马良。兼六腑，立消亡。分男女，左右手。男六腑，女三关。此二穴，俱属凉。男女逆，左右详。……中气风，男女逆。右六腑，男用良。左三关，女用强。独穴疗，数三万。多穴推，约三万。遵此法，无不良。……上有火，下有寒。外劳宫，下寒良。六腑穴，去火良。左三关，去寒恙。右六腑，亦去恙。

12. 六腑

【位置】前臂尺侧，自肘横纹头至腕横纹头呈一直线处，属长线型穴位。

【操作】用推法，食、中两指并拢，自肘推向腕（离心性推之）称退六腑，又称退下六腑。每次推 1000~3000 次（5~15 分钟）。

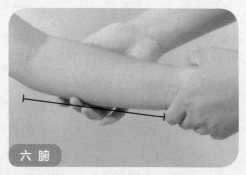

六 腑

【功效】清实火，退高热，除热痰，凉血解毒。

【主治】高热，急惊风，实热痰喘，便秘，热痢，痘疹，痄腮等。

【深耕】此为凉穴，一切实热证均宜。治疗温毒颈肿、喉痹窒息，不论肿左肿右，夜轻日重，都可取此穴。治疗疮疹痘斑，头、目、牙、耳实火均可专用此穴，以愈为度。

【引文】《推拿三字经》：色红者，心肺恙。俱热症，清则良。清何处，心肺当。退六腑，即去恙。……瘟疫者，肿脖项。上午重，六腑当。下午重，二马良。兼六腑，立消亡。分男女，左右手。男六腑，女三关。此二穴，俱属凉。男女逆，左右详。……天河水，口生疮。遍身热，多推良。中气风，男女逆。右六腑，男用良。左三关，女用强。……上有火，下有寒。外劳宫，下寒良。六腑穴，去火良。左三关，去寒恙。右六腑，亦去恙。

13. 天河水

【位置】前臂掌侧正中，自腕横纹至肘横纹呈一直线处，属长线型穴位。

【操作】用推法，食、中两指并拢，自腕横纹推向肘横纹（向心性推之），

称清天河水。每次推 1000~3000 次
（5~15 分钟）。

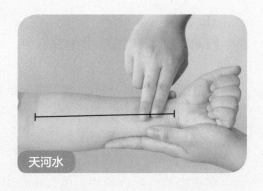

天河水

【功效】清热解表，安神除烦，泻
心火，利小便，化燥痰。

【主治】感冒发热，惊风，夜啼，
弄舌，重舌，口舌生疮，咳嗽痰喘，
麻疹，腹泻等。

【深耕】清天河水可治疗一切热
证，心经有热用此穴清之。清天河水与清肺、平肝配伍，可作为治疗肺系疾病的
基础方。清天河水与清胃、运八卦配伍作为治疗脾胃病的基础方，治疗脾胃积滞
积热。天河水与小天心配伍，作为治疗易惊证的基础方。清天河水时，操作用力
要匀，轻柔渗透，向前推动不可斜曲。

【引文】《推拿三字经》：色白者，肺有痰。揉二马，合阴阳。天河水，立愈
恙。天河水，口生疮。遍身热，多推良。

14. 七节骨

【位置】从尾骨端到第 4 腰椎呈一直线处，属线型穴位。

【操作】用推法，分推上七节骨和推下七节骨 2 种。患儿俯卧，
医者用拇指桡侧或食、中两指螺纹面，自尾骨端直上推至第 4 腰椎，为推上七节
骨；患儿俯卧，自第 4 腰椎向尾骨端
直推，为推下七节骨。有时也可用掌
大鱼际面或掌根推，每次推 100~300
次（1~3 分钟）。

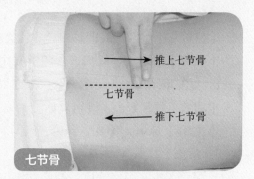

推上七节骨

七节骨

推下七节骨

七节骨

【功效】推上七节骨为补法，能温
阳止泻。推下七节骨为泻法，能泄热
通便。

【主治】泄泻，便秘，脱肛，痢疾
等症。

【深耕】清代骆如龙《幼科推拿秘书》谓："自龟尾擦上七节骨为补，水泻专
用补。若赤白痢，必自上七节骨擦下龟尾为泻。"因而在七节骨的操作上要注意
方向，同是泄泻，也需实则虚之、虚者实之，不能见泄泻即用推上。

15. 威灵

【位置】威灵穴在手背外劳宫旁，食、中指掌骨之间，属点型穴位。

【操作】用拿法，用拇、食二指，相对用力在穴位上拿之。每次拿 3~5 次。

【功效】开窍镇惊，行气和血。

【主治】急惊风，昏迷不醒等。

【深耕】威灵穴多与精宁穴同时拿之。多在急救时配合使用，也为小儿推拿结束手法之一。

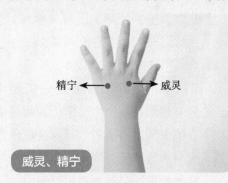

精宁 ← ● ● → 威灵

威灵、精宁

16. 精宁

【位置】别名中渚。精宁穴在手背外劳宫旁，无名指与小指掌骨之间，属点型穴位。

【操作】用拿法，用拇、食二指，相对用力在穴位上拿之。每次拿 3~5 次。

【功效】开窍镇惊，行气和血。

【主治】急惊风，昏迷不醒，痰喘，干呕，疳积，眼内胬肉，口眼㖞斜等。

【深耕】精宁穴多与威灵穴同时拿之。多在急救时配合使用，也为小儿推拿结束手法之一。

17. 列缺

【位置】手腕两侧的凹陷内。非针灸之列缺穴。

【操作】用拿法。以拇、食两指按住列缺穴相对用力拿之。一紧一松，反复增减用力。可拿 5~7 次。亦可根据病情，拿至苏醒或出汗为止。

【功效】发汗解表，开窍复苏。

【主治】惊风，癫痫，风寒感冒、头痛，痘疹。

【深耕】本穴用作惊风、癫痫发作时的急救，不省人事、目闭口噤而阴脉不绝者拿之可苏。风寒感冒、头痛拿之取汗，也可助痘疹发表，得汗后须避风。

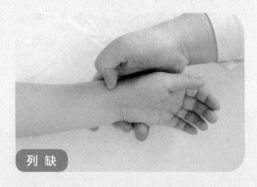

列 缺

【引文】《推拿三字经》：色黑者，风肾寒。揉二马，清补良。列缺穴，亦相当。……治伤寒，拿列缺。出大汗，立无恙。受惊吓，拿此良。不醒事，亦此方。或感冒，急慢恙。非此穴，不能良。凡出汗，忌风扬。遍身潮，分阴阳。拿列缺，汗出良。

18. 小横纹

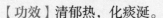

【位置】掌面，小指根纹下小横纹处，属点型穴位。

【操作】揉小横纹。用拇指螺纹面按小横纹，左右揉之。每次揉300~1000次（2~5分钟）。

【功效】清郁热，化痰涎。

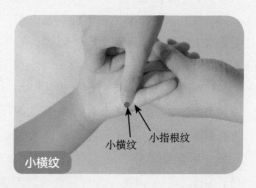

小横纹　小指根纹

小横纹

【主治】口疮，流口水，肺炎，气管炎，百日咳等，一切痰壅咳喘皆良。

【深耕】本穴需注意小横纹与掌小横纹的叫法，小儿推拿古籍中并无掌小横纹的叫法，《小儿推拿直录》中记载"小横纹"在"四横纹"之下，观手掌图，即三字经流派小横纹位置，而其他流派称此穴为掌小横纹，此为谬误。此穴为治疗咳喘、口舌生疮的效穴。

19. 外劳宫

【位置】在手背、中指与无名指掌骨中间，偏第三掌骨，与内劳宫相对，属点型穴位。

【操作】揉外劳宫。医者左手握患儿左手，使手心向下，将无名指、小指屈曲与掌面呈90°角，使穴位显出，以拇指螺纹面左右揉之。每次揉2000~3000次（10~15分钟）。

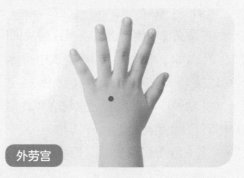

外劳宫

【功效】温阳散寒，升阳举陷，安蛔止痛。

【主治】腹痛，腹胀，久泄不止，脱肛，遗尿，疝气，胆道蛔虫，痘疹，寒热往来，风寒感冒。

【深耕】此为暖穴，善治下元寒证，此穴对一切虚寒证均有效。凡脏腑风寒冷痛，腹痛属寒，日久不愈，揉不计数，以愈为度。

【引文】《推拿三字经》：外劳宫，左右旋，久揉良。……上有火，下有寒。外劳宫，下寒良。

20. 二马（二人上马）

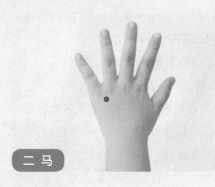

【位置】手背，无名指与小指掌骨小头后陷中，属点型穴位。

【操作】揉二马，将患儿小指屈于掌心，用拇指或中指螺纹面左右揉之。每次揉 1000~3000 次（5~15 分钟）。

【功效】大补元气，健脑补髓，滋阴补肾，利水通淋。

【主治】先天不足，气虚喘嗽，小便闭塞或不利，虚火牙痛，瘫痪，脑炎后遗症等。

【深耕】二马大补肾中水火，一切虚证均宜，左揉气降，右揉气升。虚火牙痛，耳鸣，足软不能履地，腰以下痛，眼赤而不痛，一切肾虚，都可以用此穴补肾为治。凡虚火上炎，颈肿咽痛，乳蛾而下午痛甚，皆可用此穴以退虚热，以愈为度。

【引文】《推拿三字经》：色黑者，风肾寒。揉二马，清补良。……肺有痰，揉二马，合阴阳。天河水，立愈恙。……牙痛者，骨髓伤。揉二马，补肾水。推二穴，数万良。……瘟疫者，肿脖项。上午重，六腑当。下午重，二马良。兼六腑，立消亡。……脱肛者，肺虚恙。补脾土，二马良。补肾水，推大肠。来回推，久去恙。……虚喘嗽，二马良。兼清肺，兼脾良。……眼翻者，上下僵。揉二马，捣天心。

21. 一窝风

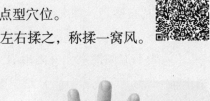

【位置】手腕背侧，腕横纹中央凹陷中，点型穴位。

【操作】用揉法。用拇指或中指螺纹面，左右揉之，称揉一窝风。每次揉 1000~2000 次（5~10 分钟）。

【功效】发散风寒，宣通表里，温中行气，止痹痛，利关节。

【主治】伤风感冒，腹痛，痹痛，急、慢惊风等。

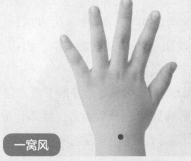

【深耕】《小儿按摩经》中记载："掐一窝风，治肚疼。"《小儿推拿活婴秘旨》中曰："一窝风止头疼功。"又曰："一窝风治肚痛极效。"此穴乃治疗肚痛的要穴，可发散风寒，宣通表里。

【引文】《推拿三字经》：若腹痛，窝风良。数在万，立无恙。

22. 阳池（膊阳池）

【位置】前臂一窝风穴上 2 寸凹陷中，属点型穴位。非针灸之阳池穴。

【操作】用揉法。用拇指或中指螺纹面左右揉之，称揉阳池。每次揉 1000~2000 次（5~10 分钟）。

【功效】解表散寒，祛风止痛，降逆清脑，通大便，利小便，止头痛。

【主治】小便短赤，便秘，感冒，头晕头痛（各种类型头痛均宜），鼻塞流涕，感冒，急、慢惊风及其后遗症，脑震荡等。

阳　池

【深耕】本穴不同于成人经络腧穴中的阳池。一切头部疾患、头痛，不论寒热虚实，用此穴治疗皆效。阳池与二马、小天心配伍，为治疗脑病惊风的基础方。

【引文】《推拿三字经》：阳池穴，头痛良。

23. 足三里

【位置】在小腿胫骨旁，外膝眼下 3 寸处，属点型穴位。

【操作】用揉法。用拇指螺纹面揉之。每次揉 100~500 次（1~3 分钟）。

【功效】健脾调中，和胃理气，导滞通络等。为全身强壮穴，是小儿主要保健穴之一。

【主治】厌食，泄泻，腹胀，腹痛，脾胃失和等脾胃病或消化系统疾病。

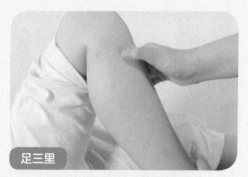

足三里

【深耕】足三里穴是足阳明胃经合穴，由于阳明经气血充足，足三里穴为中医保健的关键穴位。

24. 涌泉

【位置】屈趾，足掌心前正中凹陷处，属点型穴位。

【操作】可用推法和揉法。推涌泉，用拇指向足趾推称推涌泉；揉涌泉，以拇指螺纹面揉之。每次揉或推 100~500 次（1~3 分钟）。

【功效】引火归原，退虚热，止吐泻。

【主治】发热，呕吐，泄泻，或有目赤，口舌生疮等。

【深耕】凡上焦有热或心火上炎皆可用之。

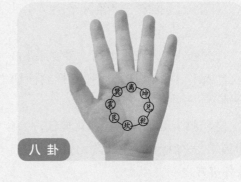

涌 泉

25. 八卦

【位置】手掌面，在掌心的周边。以掌心为圆心，从圆心至中指根横纹约 2/3 处为半径，画一圆圈，八卦即在此圆圈上，分为乾、坎、艮、震、巽、离、坤、兑八卦，对小天心者为坎，对中指者为离，属面型穴位。

【操作】用运法，分顺运、逆运 2 法。顺运八卦：由乾卦起，以顺时针方向推运 1 周至兑卦止，周而复始地推运，称为顺运八卦；逆运八卦：由艮卦起，以逆时针方向推运 1 周至震卦止，周而复始地推运，称为逆运八卦。每次运 1000~2000 次（5~10 分钟），也可独穴运用。

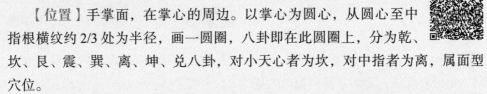

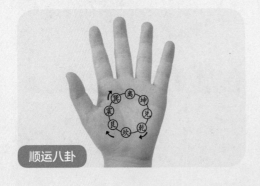

八 卦

顺运八卦

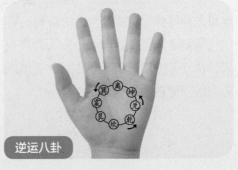

逆运八卦

【功效】顺运八卦：理气宽胸，顺气化痰，消宿食，降胃逆，调和五脏，有升清降浊之功。逆运八卦：止咳平喘。

【主治】胸闷胀饱，呕吐，泄泻，食欲不振，咳嗽痰喘，心烦内热等。

【深耕】五脏之气不调而诱发胸膈作闷，痰火郁结，喘嗽交作，小儿百日咳等，都可用运八卦，以宽胸利膈，开郁降气，且能助气调气，加强中气的运化力量，并能消痞化积。运八卦与清胃、清天河水配伍为脾胃病的基础方，治疗脾胃积滞积热。

【引文】《推拿三字经》：流清涕，风寒伤。蜂入洞，鼻孔强。若洗皂，鼻两旁。向下推，和五脏。女不用，八卦良。……胸膈闷，八卦详。男女逆，左右手。运八卦，离宫轻。

26. 运土入水

【位置】手掌面，自拇指桡侧端至小指根。沿手掌边呈弧形曲线，属线型穴位。

【操作】由拇指尖起，沿掌边经掌根运至小指根，称运土入水。每次运300~1000次（2~5分钟）。

【功效】止泻。

【主治】泄泻。

【深耕】《小儿按摩经》记载："运土入水……肾水频数无统用之。又治小便赤涩。"《厘正按摩要术》言："由脾土起……至肾水止，为运土入水，治泄泻。"运土入水属于复式手法，可

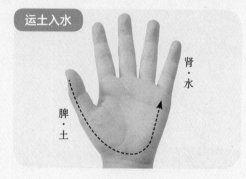

运土入水

肾·水

脾·土

分解为补脾、阳合入阴、补肾，由此可知运土入水具有健脾助运、温肾助阳的功效，可用于治疗脾虚泻、五更泻、虚秘、消化不良等。

【引文】《推拿三字经》：土入水，肝木旺。

27. 运水入土

【位置】手掌面，自小指尖偏尺侧至大指根，沿手掌边呈一弧形曲线，属线型穴位。

【操作】自小指尖起，沿掌边经掌根运至拇指根称运水入土。每次运300~1000次（2~5分钟）。

【功效】润燥通滞。

【主治】便秘，痢疾，遗尿等。

【深耕】《小儿按摩经》记载："运水入土……治脾土虚弱。"《幼科推拿秘书》中谓："运水入土……能治大小便结。"运水入土属于复式手法，可补肾阴、滋阴津、润燥结，又可清脾胃，清脾胃积滞积热，因而运水入土可以用于治疗实性便秘。

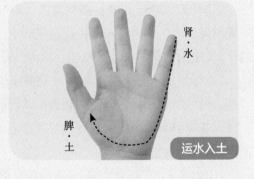

运水入土

【引文】《推拿三字经》：水入土，不化谷。

28. 小天心

【位置】掌根，大小鱼际肌交接处凹陷中，属点型穴位。

【操作】可用捣法和揉法捣小天心，用食指或中指屈曲，以屈指关节背面捣之。揉小天心，以拇指或中指螺纹面，在穴位上揉之。每次操作100~500次（1~3分钟）。

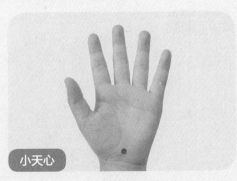

小天心

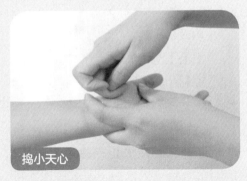

捣小天心

【功效】通窍散郁，安神镇惊，清热明目，止咳利尿。

【主治】惊风，癫痫，烦躁夜啼，小便赤涩，实热咳喘，痘疹欲出不透，目赤肿痛等。

【深耕】为一切眼病的主穴。眼球上翻下捣，下翻上捣，左翻右捣，右翻左捣。小天心与天河水配伍，为治疗易惊证的基础方。

【引文】《推拿三字经》：眼翻者，上下僵。揉二马，捣天心。翻上者，捣下良。翻下者，捣上强。左捣右，右捣左。

29. 阴阳

【位置】掌根，小天心穴两侧。靠拇指侧的为阳池，靠小指侧的为阴池。

【操作】用推法，有分阴阳、和阴阳2种操作。用双手拇指螺纹面，自小天心穴略偏掌根横纹处，向两侧分推，叫分阴阳。双手拇指螺纹面，自阳池、阴池同时从两旁向中心合推，叫合阴阳。每次操作100~500次（1~3分钟）。

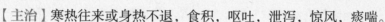

阴阳

【功效】平衡阴阳，调和气血，消食积，化痰涎。

【主治】寒热往来或身热不退，食积，呕吐，泄泻，惊风，痰喘。

【深耕】《素问·阴阳应象大论篇》曰："阴阳者，天地之道也，万物之纲纪，变化之父母，生杀之本始，神明之府也，治病必求于本。"三字经流派尤为重阴阳、求平衡。《小儿推拿广意》记载："分阴阳分一身之寒热。"对于阴阳、寒热、气血相关病症，可选用该穴。

【引文】《推拿三字经》：肺有痰，揉二马，合阴阳。……遍身潮，分阴阳。

30. 五指节

【位置】手指各关节处。

【操作】用拇、食两指相对掐之。掐3~5次。

【功效】调和气血，开窍安神镇惊，祛风痰，通关窍。

【主治】惊风，抽搐，胸膈不利，气闷不舒，痰喘，惊惕不安。

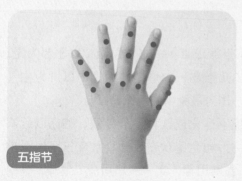

五指节

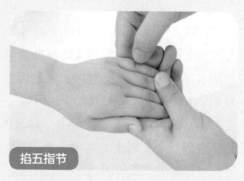

掐五指节

【深耕】掐五指节能加强各穴的功能，为小儿推拿结束手法之一。

【引文】《推拿三字经》：五指节，惊吓伤。不计次，揉必良。

第三节　流派常用穴位组方

三字经流派经过百余年发展，尤其近半个多世纪以来，代代相传，深入研究，继承发扬，根据临床经验并结合理论形成了多套基础方，也称为基本方，根据病症以基础方为基准，再通过辨证论治随症加减，不仅取得很好的疗效，还便于学习应用。

1. 肺系病基础方

基础方：清肺、平肝、清天河水。

方义：三字经流派在临证取穴配伍时，善于将平肝、清肺、清天河水三穴合用。李德修认为"肝非极虚不能妄用补法……宜平而不宜补"，又因小儿肝常有余，《李德修小儿推拿技法》中出现频率最高的穴位即为平肝，又认为"肺非极虚不宜妄补，补则呼吸满闷"。故在临床上，对于肝穴、肺穴，李氏多使用清法，称之为平肝、清肺。李德修又主张若心经有热，以清天河水代之。清天河水主治心经有热，用此穴清心火、退热发表都可，常与平肝、清肺配合使用。所以提出平肝、清肺、清天河水三穴合用。

平肝、清肺、清天河水三穴合用，临床多用于治疗呼吸道疾病，以清肺解表宣肺，化痰止咳；平肝，以防肝风；天河水清热解表。如退热，此三穴都有解表退热的作用；如治疗麻疹，此三穴配合有解表发散的作用，可以助疹外透，并能制止发热上冲，且可防止并发肺炎；如已发生肺炎，此三穴仍然对症。

2. 脾胃病基础方

基础方：运八卦、清胃、清天河水。

方义：三字经流派如《幼科推拿三字经派求真》一书中总结"以驱邪为先，临证多用清法"；《汉英对照三字经流派小儿推拿》中总结"治疗中以清为主"，将"以清法见长"和"取穴少，用独穴"，作为最突出的流派特征。

小儿脾胃病常以实证为主，多因脾虚不运化或饮食不节导致，临床以运八卦、清胃、清天河水为基础方，以清为主。如赵鉴秋在《幼科推拿三字经派求真》中，提出"故治病处方，实则用清，虚则用补，实中夹虚用清或清补，虚中夹实用清补。反映出以驱邪为先，临证多用清法"。故以运八卦宽胸利膈，开郁降气，且能理气调气，加强中气的运化力量，达到消痞化积的作用，主五脏之气不调而胸膈作闷。清胃则是根据实则泻之之法，乳食积滞中焦，当泻之、清之，则气下降，胃以降为和，使有形实邪及消化后的食物残渣从肠道排出。再辅以清天河水清泻因积滞而形成的内热。

3. 脑病惊风基础方

基础方：揉阳池、二马、小天心。

方义:《推拿三字经》曰:"阳池穴，头痛良。"三字经流派以阳池治疗头部疾患，任何原因引起的头痛皆可用该穴。脑病惊风以阳池清脑开窍。揉二人上马，可起到补肾填精、健脑益智、滋水涵木的作用。小天心达到安神、镇惊、息风的目的。

在推拿治疗脑病的组方配伍中，揉二人上马作为君，可起到主要的补益作用；以揉阳池、揉小天心为臣，达到清脑开窍、宁心安神的效果。

4. 易惊证基础方

基础方：天河水、小天心。

可在此基础方上加阳池或平肝肺，而变为阳池、平肝肺、天河水、小天心。

方义：天河水清热除烦安神；小天心通窍散郁，安神定惊。阳池清脑安神镇惊；平肝开郁除烦，息风；清肺疏风清热，顺气化痰。若惊悸不眠，可只用天河水配小天心或独穴小天心作为基础方。

临床应用篇

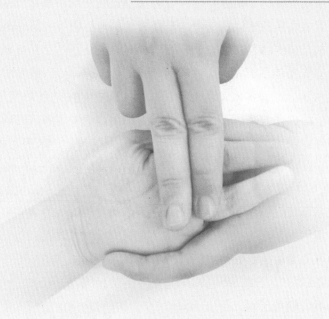

第七章　常见病症治疗

　　在百余年的临床实践中，三字经流派小儿推拿不仅能够治疗多种常见病、保健身心，还能够治疗多种疑难病，如对惊风、五迟五软、先天发育不全、脑病后遗症、肌性斜颈等都有较为显著的疗效。本章对在多年大量临床实际案例中验证的部分病症进行了总结，并拟定了临证常用的推拿参考基本方。然在诸病的穴位后未注明具体操作时间，盖因三字经小儿推拿流派的自身特点。从前辈开始，即强调整体观念、辨证施治，即使相同的病症，根据病情发展程度不同，病因不尽相同，患儿年龄体质相同，也会有治疗思路的变化，看似相同的基本方，根据君臣佐使即主症主穴和配穴的不同，时间会进行变化和调整，故而在传承教学中，更注重教导原则和规律，临证结合辨证和治则进行时间、顺序等的调整。有鉴于此，在以下诸多病症的建议取穴中，未直接简单地标明各穴操作时间。

　　读者特别是初学者，在临证或查阅病种时，需注意三字经流派强调的诊病原则或规律，如先整体后局部，即"整体观念，辨证论治"；遵循前章所述的先行辨证，再定治法，进而取穴，确定各穴时间（如方剂中的各药剂量），再而注重手法，后续跟踪护理的路径进行疾病的调理治疗。在确定各穴时间时，应根据确定的患儿属何病类中何种分型，或当下情况的轻重缓急，来确定各穴位的时间。一般来讲，除疑难杂症或危重症外，其他病症临证时间多在 20~40 分钟，如临证 3~5 个穴位，则一般一两个主穴多用时 10 分钟或 15 分钟，其他配穴则为主穴的三分之一或一半时间，即 5~7 分钟，如有时个别穴位为佐使穴，则也可 3 分钟左右。如有时退六腑时间过长如 40 分钟恐伤正气，可佐以揉二马 3 分钟，如患儿平素体弱，可酌情加至 5 分钟，不宜过长。

　　在阅读各病的取穴时，要与临床的实际情况相结合，动态、标准、对症、定制的运用，不可刻舟求剑，拘泥于教条要求。有时病症中的取穴会有加减穴位的参考，也遵循上述原则，代入组方中按主、配穴进行时间的搭配。另有少量特定穴位，如捣小天心，镇惊安神，一般只需 50~150 次；捏脊多以 5 次为基础；拿列缺、精宁、威灵一般 5~10 次即可；掐五指节 3~5 遍即可。临证如用独穴治疗，该穴位一般以 40 分钟为基础。

感冒

感冒为小儿常见病症之一，是以鼻塞、流涕、打喷嚏、咳嗽、咽痛、全身不适、发热或有或无为主要临床表现的一类肺系外感疾病。四季均可发生，以冬春两季最为多见。多因小儿正气不足，每遇气候变化异常，外邪入侵或调护不当等致肺气不宣而发病。临床常见风寒、风热、暑湿三型。

诊断要点

- 气候骤变、冷暖失调，或与感冒患者接触，有感受外邪病史。
- 以发热、恶寒、流涕、喷嚏、鼻塞、微咳、头痛、全身酸痛为主症。兼症或见咳嗽、喉中痰鸣，或见食欲不振、脘腹胀满、呕吐酸腐，大便失调，或见睡卧不宁，惊惕抽搐。
- 血常规及病原学检查。

治疗

（一）治疗原则

感冒病位在肺卫，遵循《素问·阴阳应象大论篇》"其在皮者，汗而发之"之意，以疏风解表为基本治则。根据风寒、风热、暑湿等外邪不同而分别配以散寒解表、清热解表、清暑解表等治法。

（二）辨证施治

❖ 风寒感冒

【症状】恶寒发热，头痛，身痛，无汗，鼻塞流清涕，打喷嚏，口不渴。舌淡红，苔薄白，脉浮，指纹色红。

【治法】疏风解表散寒。

【处方】清肺平肝，清天河水，揉一窝风。

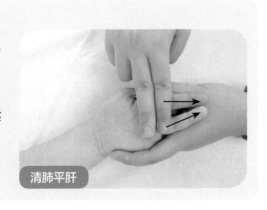

清肺平肝

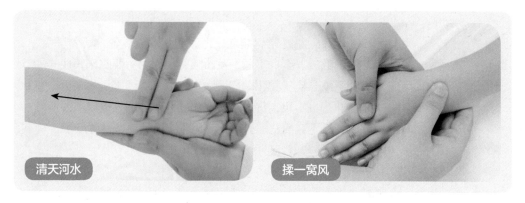

清天河水　揉一窝风

【临证加减】鼻塞重、头痛者，加揉阳池。呕吐者，加清胃。咳嗽者，加顺运八卦。

揉阳池

清　胃　　顺运八卦

【方义】小儿形体未充，表卫不固，易受外邪侵袭。风寒之邪由皮毛而入，束于肌表，郁于腠理，卫阳闭阻，营阴郁滞，肺气失宣而发为风寒感冒。当以疏风解表散寒为治法。治疗上选取平肝清肺、清天河水、揉一窝风为基础术式。清肺平肝联推，清肺以疏风解表、止咳利咽，平肝以平肝息风、解热镇惊，清天河水以疏风清热解表，揉一窝风以解表散寒。

❖ 风热感冒

【症状】发热，有汗或少汗，鼻塞流浊涕，咽痛色深红，口干渴，偶咳。舌红苔薄黄，脉浮数，指纹色紫。

【治法】清热解表。

【处方】清肺平肝，退六腑。

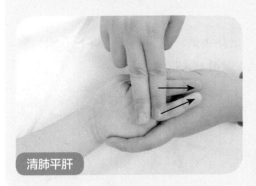

清肺平肝

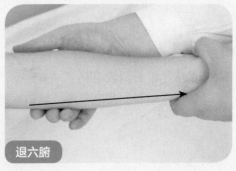

退六腑

【临证加减】呕吐咽痛者，加清胃。咳喘重者，加逆运八卦。睡眠易惊者，加捣小天心。

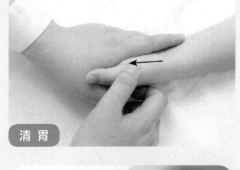

清胃

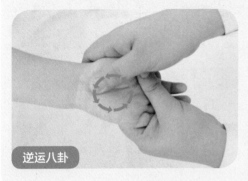

逆运八卦

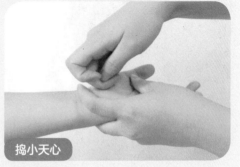

捣小天心

【方义】《诸病源候论·风热候》："风热之气，先从皮毛入于肺也。"风热之邪自皮毛侵袭肺卫而致风热感冒。当以清热解表为治法，治疗上选取平肝清肺、退六腑为基础术式。其中清肺平肝可清热解表宣肺，退六腑可清热解毒除烦。

❖ 暑湿感冒

【症状】发热，头晕头痛，无汗或汗出热不解，身重困倦，口渴心烦，胸闷，食欲不振，呕吐，泄泻。舌红苔黄腻，脉滑数，指纹紫滞。

【治法】清暑解表退热。

【处方】清胃，清肺平肝，逆运八卦，清天河水。

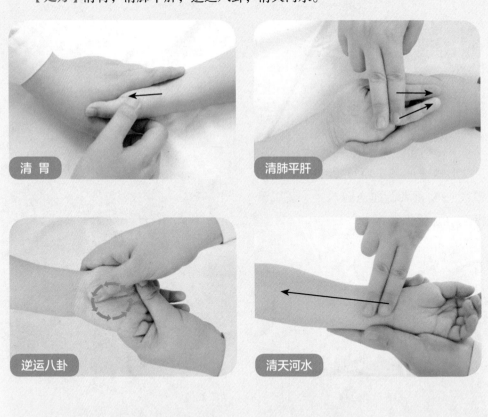

清胃

清肺平肝

逆运八卦

清天河水

【临证加减】头痛者，加揉阳池。
上吐下泻者，加揉板门。腹部不适者，
加揉外劳宫。

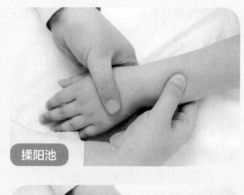

揉阳池

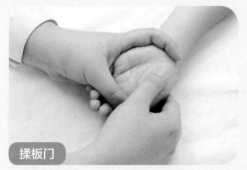

揉板门

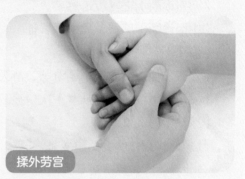

揉外劳宫

【方义】夏季暑湿当令，小儿脾肺不足，常因贪凉饮冷感受暑湿时邪，束表
困脾，卫表失宣而致暑湿感冒。当以清暑解表退热为治法，治疗上以清胃、清肺
平肝、逆运八卦、清天河水为基础术式。其中清胃可清胃热、降逆止呕，清肺
平肝、清天河水可清热解表、安神除烦，逆运八卦可理气宽胸、调和五脏、升清
降浊。

【按语】风热感冒患儿在推拿后 4 小时左右，可能会出现体温反升的情况，
这是邪热外散之象，发热一般持续 2~3 小时，待汗出热退，则病症可愈。感冒期
间，注意观察患儿病情变化，勤测体温，若持续高热不退应及时去医院就诊，避
免因高热引起惊厥。饮食宜清淡、易消化，忌食辛辣、冷饮、肥甘厚味。

附：小儿感冒医案

李某，男，2 岁，2015 年 3 月 16 日初诊。

【主诉】鼻塞流涕 2 天。

【现病史】患儿 2 天前因到海边玩耍受凉出现流清涕，打喷嚏就诊。现症见：流清涕，量多清稀，打喷嚏，鼻塞，不发热，轻咳，食欲不振，大便干，小便调。

【查体及专科检查】咽部不红，扁桃体不大，肺呼吸音清，舌淡红苔薄白，指纹红，脉浮。

【辅助检查】血常规未见明显异常。

【辨证辨病】该患儿因受凉出现流清涕，量多清稀，打喷嚏，鼻塞，咽部不红，舌淡苔薄白，脉浮，指纹红，证属风寒感冒。

【西医诊断】上呼吸道感染。

【中医诊断】感冒，风寒感冒证。

【治法】解表散寒宣肺。

【处方】揉一窝风，平肝清肺，清天河水。

【复诊】3月17日：推拿1次诸症减轻，原方继续推拿1次，患儿基本痊愈。

【按语】患儿2天前到海边游玩时受凉即感受风寒之邪，而出现鼻塞，流清涕，量多清稀，打喷嚏，不发热，轻咳，食欲不振，大便干，小便调，舌淡红苔薄白，脉浮等症，辨病辨证为风寒感冒。对此，我们选用一窝风、平肝清肺、清天河水以解表散寒宣肺，其中揉一窝风可解表散寒，平肝清肺和清天河水可疏风解表清内热。

发热

发热是许多疾病的重要症状之一，可分为低热（体温37.5~38℃）、中等热（38.1~39.0℃）、高热（39.1~40.0℃）、超高热（40℃以上）。或因感受六淫之邪，侵犯肺卫；或因小儿嗜食肥甘厚味，积而化热；或因久病气阴两虚，阴虚内热；或因跌仆受惊，扰动心神等各种原因导致小儿体温异常升高的一系列症候群。临床常见外感发热、食积发热、阴虚发热、惊恐发热4种类型。

诊断要点

● 患儿多有伤食、惊吓、热病或久病病史。
● 症见发热，可伴见自汗、盗汗，或见口气酸腐、口臭，或见烦躁不安，夜啼，或见不思饮食，大便秘结，或见恶心呕吐，泻下臭秽如败卵，或见神怯气短，语声低微，懒言乏力。
● 结合血常规检查可协助诊断。

治疗

（一）治疗原则

本病以清热为基本治则。外感发热者佐以解表，食积发热者佐以消食导滞，阴虚发热者佐以滋阴，惊恐发热者佐以清心镇惊安神等法随证施治。

（二）辨证施治

❖ 外感发热

【症状】发热，头身疼痛，鼻塞流涕，喷嚏咳嗽，口渴咽红。舌苔薄白或薄黄，脉浮或浮数，指纹红或浮紫。

【治法】解表清热。

【处方】发热轻症（37.5~38℃）：清肺平肝，清天河水。发热较重者（38.1~40℃）：清肺平肝，退六腑。

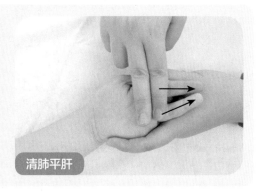

清肺平肝

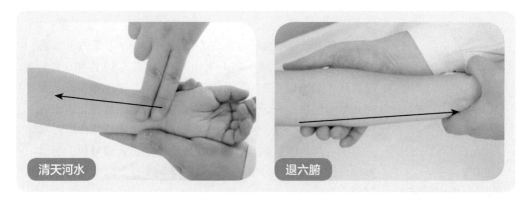

清天河水　　　退六腑

【临证加减】无汗者，加拿列缺。头痛鼻塞者，加揉阳池。纳呆或呕吐者，加清胃。烦躁易惊者，加捣小天心。咳嗽者，加逆运八卦。

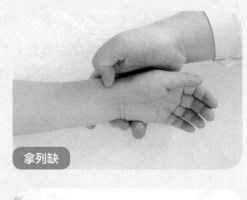

拿列缺

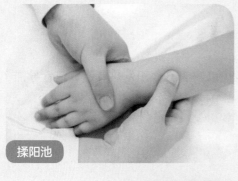

揉阳池

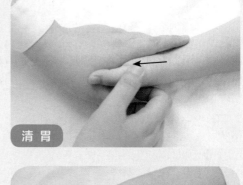

清胃

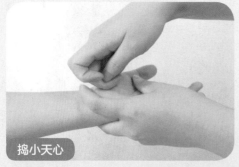

捣小天心

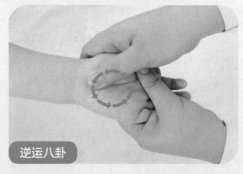

逆运八卦

【方义】小儿肺脏娇嫩，肌肤薄弱，且寒暖不能自调，常因气候骤变、冷暖失调、调护失宜而致风邪夹寒邪、温热、暑湿之邪自口鼻或皮毛入侵，侵犯肺卫，束于肌表，正邪交争而致发热。治以解表清热为法，在治疗上，轻症以清肺平肝、清天河水为基础术式；较重症以清肺平肝、退六腑为基础术式。其中清肺平肝、清天河水可疏风清热、宣肺解表，退六腑可清热解毒除烦。

❖ 食积发热

【症状】壮热面赤，口渴纳呆，呕吐酸腐，腹痛腹胀，口唇干燥，大便秘结，小便短赤。舌红苔黄腻，脉滑数，指纹紫滞。

【治法】清热消食导滞。

【处方】逆运八卦，清脾胃，退六腑，清大肠。

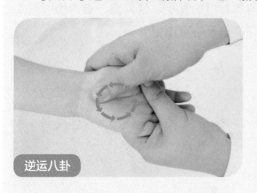
逆运八卦

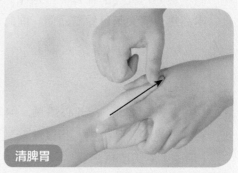
清脾胃

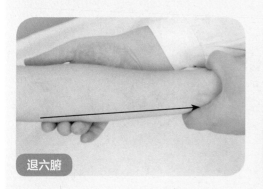
退六腑

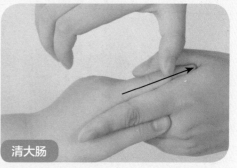
清大肠

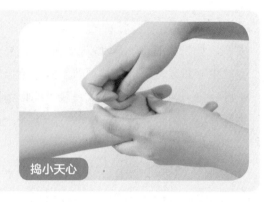

【临证加减】烦闹发惊者，加捣小天心。

捣小天心

【方义】《诸病源候论·小儿杂病诸候》："小儿食不可过饱，饱则伤脾，脾伤不能磨消于食也，令小儿四肢沉重，身体苦热，面黄腹大是也。"因此食积发热以清热消食导滞为治法，在治疗上以逆运八卦、清脾胃、退六腑、清大肠为基础术。其中逆运八卦可消宿食、开饱胀，清脾胃可消食积、清胃热，退六腑可清实火、退高热，清大肠可导滞通便。同时佐捣小天心可镇惊安神。

❖ 阴虚发热

【症状】午后低热，五心烦热，纳差食少，消瘦挑食，盗汗，身体瘦弱。舌红少苔或苔光剥，脉细数，指纹淡紫。

【治法】滋阴清热。

【处方】清补脾，揉二马，清天河水，揉涌泉。

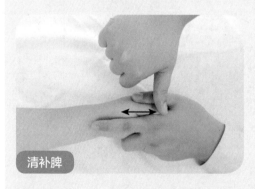

清补脾

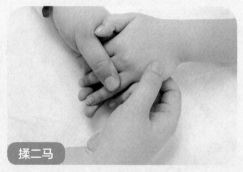

揉二马

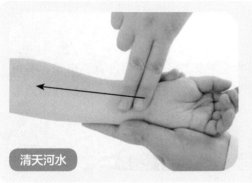

清天河水

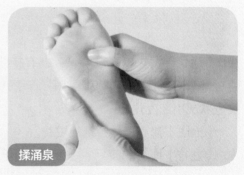

揉涌泉

【临证加减】便干者，加运水入土或清大肠。体虚者，加揉足三里。

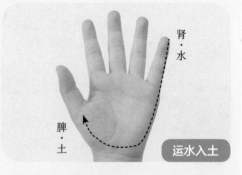

肾·水
脾·土
运水入土

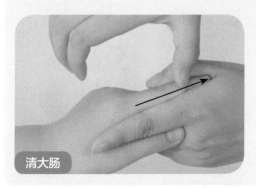

清大肠

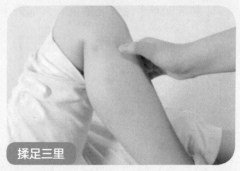

揉足三里

【方义】《景岳全书》曰："阴虚者能发热，此以真阴亏损，水不治火也……阴虚之热者，宜壮水以平之。"因此阴虚发热当以滋阴清热为治法，在治疗上以清补脾、揉二马、清天河水、揉涌泉为基础式式，其中清补脾可健脾和胃、促进食欲，揉二马可滋补阴液、壮水制火，清天河水可清心除烦、以退虚热，揉涌泉可引热下行、清其虚火。

❖ 惊恐发热

【症状】发热以高热多见，偶有持续低热，惊惕不安，面色青，山根、嘴角青，耳廓冷，枕后热，夜晚哭闹，睡眠易惊，印堂、指纹色青。或由跌仆惊恐等突发状况引起发热。

【治法】清心退热，镇惊安神。

【处方】推上三关，下取天河（向下推天河水，即离心性推之）。

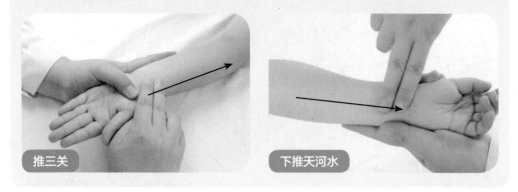

推三关　　　　　　　　　　　下推天河水

【临证加减】惊悸哭闹重者，加捣小天心、掐五指节每穴。

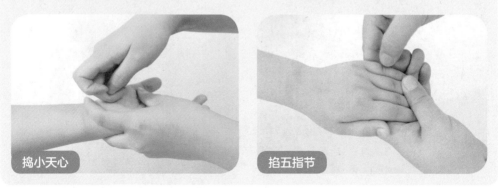

捣小天心　　　　　　　　　　掐五指节

【方义】小儿因暴受惊恐，惊则气乱，肝气不得调达，气郁化火而发热。当以清心退热、镇惊安神为治法，在治疗上以推上三关、下取天河为基础术式。先推三关可使惊热外散，然后向下推天河水，谓之下取天河以清心火、安神志、退惊热。

【**按语**】发热时要注意保持室内空气流通，松解患儿衣裤以散热，切忌捂汗；要多饮温开水，勤测体温，观察呼吸、神志、大小便等体征变化；清淡饮食，忌食肥甘厚味及生冷食物。当体温过高时，应及时对症处理，避免因高热引起其他危证。

咳嗽

咳嗽是小儿肺系疾病的主要症状，属小儿常见病、多发病。一年四季均可发生，冬春两季最为多见。常因气候变化而致病，病前多有感冒病史。年龄越小发病率越高（1~3 岁为高发年龄），且不易治愈或容易反复。咳嗽为肺经本症，但五脏六腑有病或变化，皆可发生咳嗽，是谓"五脏六腑皆令人咳也"，故而咳嗽治疗，不仅要辨明发病脏腑，还要注意后续护理，方能事半功倍。咳嗽可分为外感咳嗽和内伤咳嗽，由于小儿肺为娇脏，畏寒畏热，容易受到外邪的侵袭，无论外感还是内伤，一旦影响或作用于肺，会使肺气不得和降引起肺气上逆或肺气失宣，均可引发咳嗽。儿科临床以外感咳嗽较为多见。

——❧ 诊断要点 ❧——

- 患儿多有呼吸道感染病史。
- 症见咳嗽、有痰或无痰，可伴鼻塞，流涕，恶寒，发热，头身酸痛，无汗或微汗出，或见口干口渴，烦躁不宁，尿赤便秘，或见胸闷纳呆，神乏困倦，或见气短乏力，或见喉痒嘶哑，手足心热，午后潮热。
- 可结合 X 线检查、血常规及病原学检查以协助诊断。

——❧ 治疗 ❧——

（一）治疗原则

本病以宣肃肺气为基本治则。外感咳嗽者，佐以疏风解表；内伤咳嗽佐以清热泻肺、燥湿化痰、养阴润肺等法随证施治。

（二）辨证施治

❖ 外感咳嗽

（1）风寒咳嗽

【症状】阵阵声咳，频频咳嗽，咳痰清稀，咽痒声重，鼻塞清涕，恶寒无汗，头身疼痛。舌淡红苔薄白，脉浮紧，指纹色红。

【治法】疏风散寒，宣肺解表。

【处方】逆运八卦，清肺平肝，清天河水。

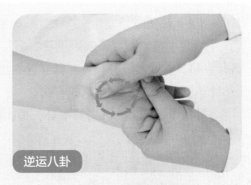

逆运八卦

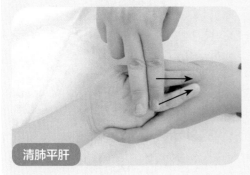

清肺平肝

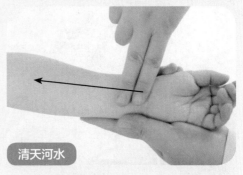

清天河水

【临证加减】鼻塞流涕者，加揉一窝风。

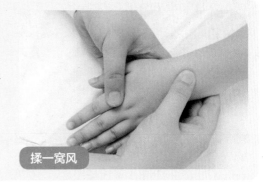

揉一窝风

【方义】小儿肺脏娇嫩，寒暖不能自调，最易感邪，"风为百病之长"，常夹寒邪自口鼻或皮毛而入，肺卫受邪，肺失宣降，肺气上逆而致咳嗽。小儿风寒咳嗽治宜疏风散寒、宣肺解表，在治疗上以逆运八卦、清肺平肝、清天河水为基础术式。其中逆运八卦可宽胸顺气化痰，清肺平肝、清天河水可解表宣肺、化痰止咳。

（2）风热咳嗽

【症状】咳嗽不爽，咳声重浊，痰黄黏稠，不易咳出，鼻流浊涕，口渴咽痛或伴发热。舌质红，苔薄黄，脉浮数，指纹浮紫。

【治法】疏风清热，理气宣肺。

【处方】逆运八卦，清肺平肝，推四横纹，清天河水。

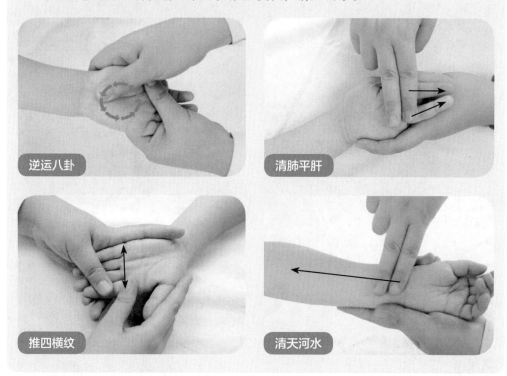

逆运八卦

清肺平肝

推四横纹

清天河水

【临证加减】腹满纳差者，加清胃。发热惊悸者，加捣小天心。

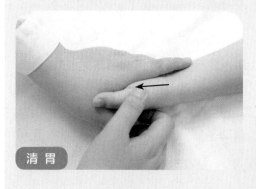

清胃

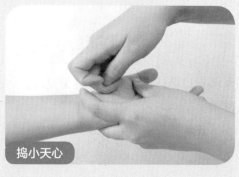

捣小天心

【方义】风热之邪自口鼻而入，邪热客肺，肺气失宣而致咳嗽。治宜疏风清热、理气宣肺。在治疗上以逆运八卦、清肺平肝、推四横纹、清天河水为基础术式，其中逆运八卦可宽胸顺气化痰，推四横纹可调中行气止咳，清肺平肝、清天河水可解表宣肺，化痰止咳。

❖ 内伤咳嗽

（1）痰热咳嗽

【症状】咳嗽痰多，喉间痰鸣，痰色黄稠，黏稠难咯，发热口渴，烦躁不宁，大便干结，小便短黄。舌质红苔黄或黄腻，脉滑数，指纹紫滞。

【治法】清热泻肺，宣肺降气。

【处方】逆运八卦，退六腑，清肺平肝，揉小横纹，捣小天心。

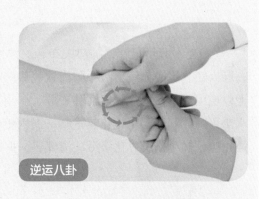
逆运八卦

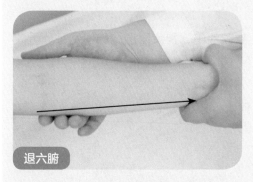
退六腑

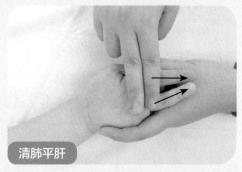
清肺平肝

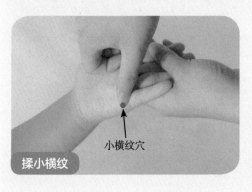
小横纹穴
揉小横纹

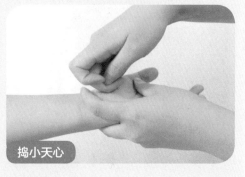
捣小天心

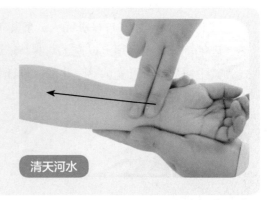

清天河水

【临证加减】高热者，加清天河水。

【方义】邪热犯肺，肺津失布，灼津炼痰，痰热结于气道，或脾胃积热，或心肝火旺，炼液为痰上贮于肺而致痰热咳嗽。治宜清热泻肺、宣肺降气。在治疗上以逆运八卦、退六腑、清肺平肝、揉小横纹、捣小天心为基础术式。其中逆运八卦可降气利膈、化痰止咳平喘，退六腑可清实火、除热痰，清肺平肝可清肺化痰止咳，揉小横纹可化痰涎、清郁热，捣小天心可开郁散结、解痉镇咳。

（2）痰湿咳嗽

【症状】咳嗽重浊，痰白量多而稀，喉间痰鸣，神疲困倦，胸闷纳呆。舌淡苔白滑或白腻，脉滑，指纹沉滞。

【治法】燥湿化痰，宣降肺气。

【处方】逆运八卦，清肺平肝，清天河水，揉小横纹。

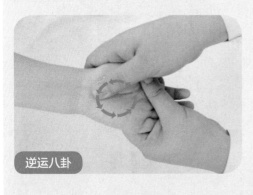

逆运八卦

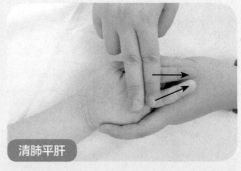

清肺平肝

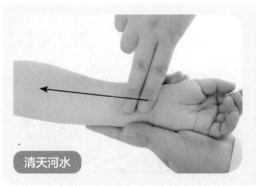

清天河水

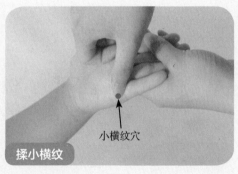

小横纹穴

揉小横纹

【临证加减】咳嗽痰多者，加拍背。

【方义】小儿素体脾虚，易聚湿生痰，壅阻气道而致痰湿咳嗽。治宜燥湿化痰、宣降肺气。在治疗上以逆运八卦、清肺平肝、清天河水、揉小横纹为基础术式。其中逆运八卦可宽胸顺气化痰，清肺平肝、清天河水可宣肺化痰止咳，揉小横纹可清郁热、化痰涎。

（3）阴虚咳嗽

【症状】少痰无痰或干咳痰黏难咯，口燥咽干，声音嘶哑，午后潮热盗汗或手足心热。舌红少苔，或唇红苔剥，脉细数，指纹色紫。

【治法】养阴润肺，化痰止咳。

【处方】揉二马，清补脾，清肺平肝，清天河水。

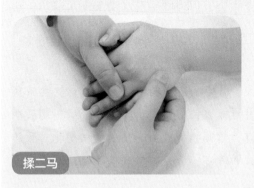

揉二马

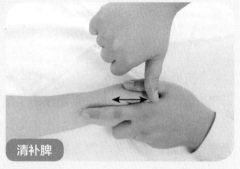

清补脾

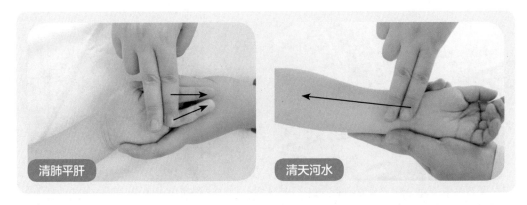

清肺平肝　　　　　清天河水

【临证加减】久病体虚者，加捏脊。

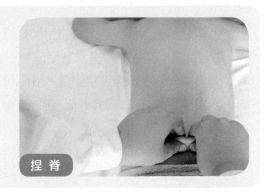

捏 脊

【方义】小儿肺脏娇嫩，遇外感咳嗽日久不愈，正虚邪恋，肺热伤津，燥热耗液，肺阴受损而发为阴虚咳嗽。治宜养阴润肺、化痰止咳。在治疗上，以揉二马、清补脾、清肺平肝、清天河水为基础术式。其中以揉二马大补元气、扶正止汗、滋养肺肾，以清补脾健脾益气、培土生金，以清肺平肝、清天河水清热化痰止咳。

【按语】注意适当休息，多喝温开水；保持室内空气清新、流通；饮食清淡易消化，忌食辛辣刺激、生冷瓜果、肥甘厚味之品；避免大声哭闹、喊叫刺激咽喉部而致咳嗽。病愈后适当加强体育锻炼，增强抗病能力。重视气候变化，预防感冒和重感，兼顾是否为易感体质。重视护理环节，是咳嗽较快痊愈或减少反复的关键之一。

附：小儿咳嗽医案

王某，男，5岁，2018年10月1日初诊。

【主诉】咳嗽伴发热 1 天。

【现病史】患儿于 1 天前因晚上踢被受凉出现咳嗽、发热，体温 37.8℃，予口服希舒美，症状未见好转而就诊。现症见咳声频作，鼻塞流清涕，纳差食少，大便日行一次，小便黄。

【查体及专科检查】神清，精神反应可，咽红，扁桃体不大，心肺未闻及异常杂音，舌淡红苔薄白，脉浮数。

【辅助检查】血常规示白细胞稍高，余项未见异常。胸部正位片：肺纹理增粗。

【辨证辨病】该患儿因受凉出现发热，咳嗽，咳声频作，鼻塞流清涕，纳差食少，大便日行一次，小便黄，舌淡红苔薄白，脉浮数，结合血常规以及胸片，辨病辨证属风寒咳嗽。

【西医诊断】支气管炎。

【中医诊断】风寒咳嗽。

【治法】疏风散寒，宣肺解表。

【取穴】逆运八卦，清肺平肝，清天河水。

【复诊】10 月 2 日：热退，咳嗽有少量痰，流清涕，效不更方。

【三诊】10 月 5 日：咳轻，无鼻塞流涕，患儿基本痊愈。

【按语】患儿因晚上踢被受凉，风寒之邪犯肺而致咳嗽。治宜疏风散寒，宣肺解表。对此我们选取逆运八卦、清肺平肝、清天河水为基础术式，其中逆运八卦可宽胸顺气化痰，清肺平肝、清天河水可解表宣肺、化痰止咳。

哮喘

哮喘是一种反复发作的哮鸣气喘性肺系疾病。有明显的遗传病史，好发年龄为 1~6 岁。春、秋两季气候变化时易发作。临床以阵发性喘促气急、喉间哮鸣、呼气延长为特征，甚则张口抬肩，不能平卧。相当于西医学的喘息性支气管炎、支气管哮喘。

小儿哮喘的发病内因责之于先天禀赋不足，肺、脾、肾三脏俱虚，表卫不固，痰湿内伏；反复发作而致肺气耗伤，脾阳受损，肾阴阳亏虚。外因责之于气候突变；或吸入花粉、灰尘、毛屑、异味或过食虾蟹鱼腥、生冷肥甘之食；或游玩跑跳过于劳倦；或惊吓紧张，情绪波动等因素触动伏痰，痰随气逆，肺失宣降，致使气管痉挛狭窄而出现痰鸣喘逆，呼吸困难，诱发哮喘。

诊断要点

- 多有婴儿期湿疹史，家族性哮喘史，反复发作史。发作时与气候骤变、接触或吸入某过敏性物质有关。
- 主症：发作前多有打喷嚏、咳嗽等先兆症状；发作时呼吸急促、咳嗽气喘、喉间痰鸣，甚至不能平卧等。
  兼症：鼻塞流涕，恶寒无汗，或见胸膈满闷，身热面赤，口干咽红，尿黄便秘，或见自汗、反复感冒、便溏，或见形寒肢冷、面色㿠白，或见面色潮红、消瘦气短。
- 可结合血常规、肺功能、肺部 X 线、过敏原检测以协助诊断。

治疗

（一）治疗原则

哮喘病机多为本虚标实，临床上常是虚实并存，寒热错杂。临证须辨清标本缓急。一般急性发作期以邪实为主，治宜攻邪以治其标；缓解期以正虚为主，当扶正以固其本。在治法上应以扶正祛邪为主，急则治其标，缓则治其本。

（二）辨证论治

❖ 发作期

（1）寒性哮喘

【症状】咳嗽气喘，痰白清稀，喉间哮鸣，鼻塞，流清涕，面色青白，形寒肢冷。舌质淡红，苔薄白或白滑，脉浮滑或浮紧，指纹色红。

【治法】温肺化痰，止咳平喘。

【处方】逆运八卦，揉外劳宫，清肺平肝，推四横纹。

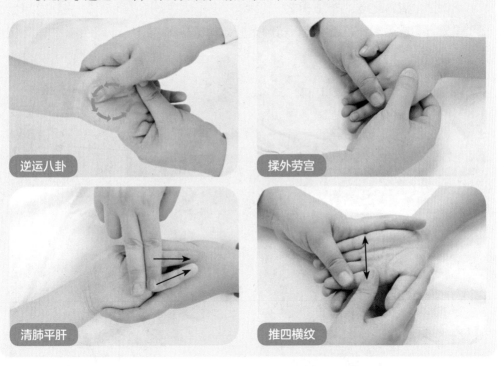

逆运八卦　　揉外劳宫

清肺平肝　　推四横纹

【临证加减】头痛者，加揉阳池。

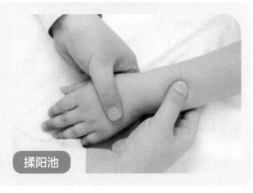

揉阳池

【方义】风寒犯肺，引动伏痰，痰气交阻，阻塞气道而发为哮喘。治宜温肺化痰、止咳平喘。在治疗上以逆运八卦、揉外劳宫、清肺平肝、推四横纹为基础术式，其中逆运八卦可宽胸豁痰、降气平喘，清肺平肝可清肺化痰止咳，揉外劳宫可温肺化寒痰，推四横纹可理气平喘。

（2）热性哮喘

【症状】咳嗽喘急，声高息涌，喉间痰鸣，咳吐黄痰，身热面赤，鼻流黄涕，渴喜冷饮，便干尿黄。舌质红，苔黄或黄腻，脉滑数，指纹色紫。

【治法】清肺化痰，降气平喘。

【处方】逆运八卦，退六腑，清肺平肝，揉二马。

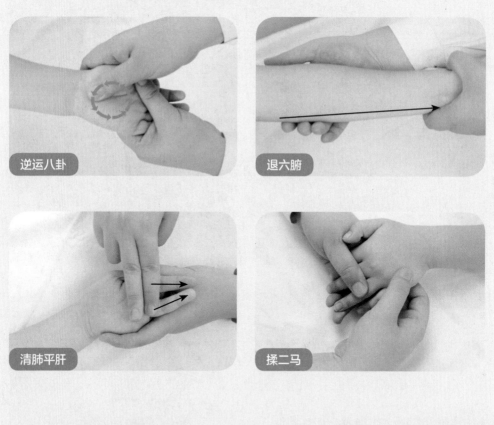

逆运八卦　退六腑　清肺平肝　揉二马

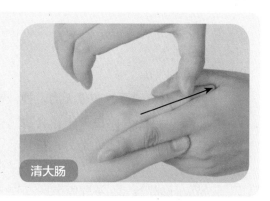

清大肠

【临证加减】大便秘结者，加清大肠。

【方义】外感风热，或风寒化热，引动伏痰，痰热相结，阻于气道而发哮喘。治宜清肺化痰、降气平喘，在治疗上以逆运八卦、退六腑、清肺平肝、二马为基础术式。其中逆运八卦可宽胸豁痰、降气平喘，退六腑可清热除热痰，清肺平肝可清肺化痰止咳，揉二马可纳气平喘、助六腑退热。

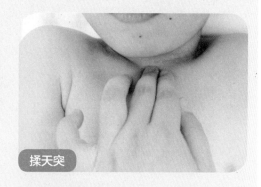

揉天突

此外，寒哮、热哮推完主穴，均须加揉天突、膻中、肺俞，按弦走搓摩，有加强宽胸理气、止咳化痰平喘的作用。

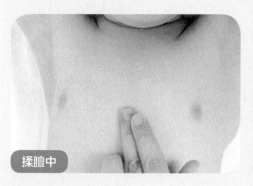

揉膻中

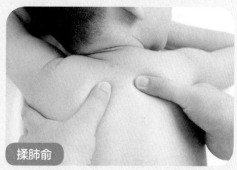

揉肺俞

❖ 缓解期

（1）肺脾气虚

【症状】反复感冒，咳嗽无力，神疲懒言，气短自汗，面白少华，食少便溏。舌淡苔薄白，脉缓无力，指纹色淡。

【治法】健脾益气，补肺固表。

【处方】清补脾、揉二马、补肺；或独穴清补脾。

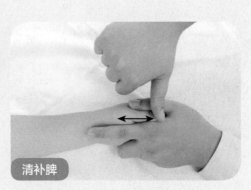
清补脾

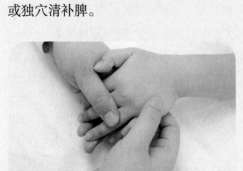
揉二马

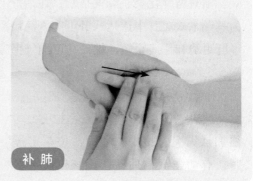
补肺

【临证加减】久病体虚者，加捏脊。

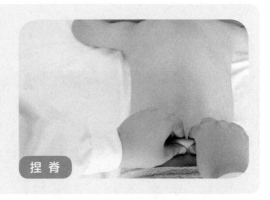
捏脊

【方义】哮喘的缓解期责之于肺、脾、肾气虚，此时正是小儿推拿介入的最佳时机。肺脾气虚者，治疗宜健脾益气、补肺固表。在治疗上以清补脾、揉二马、补肺为基础术式。其中清补脾可健脾益气、培土生金，揉二马可补肾纳气固本，补肺可补益肺气、强表固卫。

（2）脾肾阳虚

【症状】动则喘促，咳嗽无力，面色苍白，四肢不温，腹胀便溏。舌淡苔薄白，脉细弱，指纹色淡。

【治法】健脾温肾，固摄纳气。

【处方】清补脾、揉二马、补肺；或独穴揉二马。

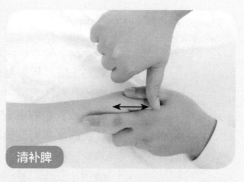
清补脾

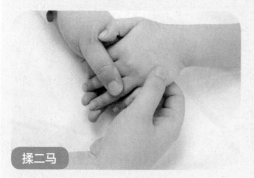
揉二马

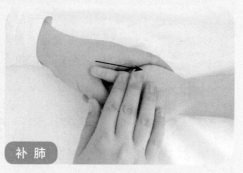
补肺

【方义】哮喘缓解期痰饮留伏体内，阻碍阳气运行，同时痰饮性寒，致伤阳气，可造成脾肾阳虚，治疗宜健脾温肾、固摄纳气。在治疗上以清补脾、揉二马、补肺为基础术式，其中清补脾可健脾益气、培土生金，揉二马可补肾纳气固本，补肺可补益肺气、强表固卫。

【按语】有效的防护可以减少哮喘的复发，对于处在生长发育时期的小儿尤为重要。如避免接触诱发因素及过敏原。季节变化时，适当增减衣物，避免因外感诱发哮喘。病愈后，鼓励患儿参加日常活动和体育锻炼，多晒太阳，增强抗病能力。哮喘发作期，应安静休息，密切观察呼吸、心率等变化；病情变化时，及时去医院对症处理。

肺炎

肺炎是小儿时期常见的肺系疾病，一年四季均可发生，但多发于冬春两季。临床以发热、喘咳、鼻翼扇动、呼吸困难为主症。年龄越小，发病率越高，以婴幼儿发病多见，是当代儿科四大症之一。主要因外感风邪，内蕴痰热，肺失宣降所致，也有继发于流感、麻疹、百日咳等急性传染病者。其病原体多为细菌和病毒，少数为真菌感染。新生儿肺炎有不乳、精神萎靡、口吐白沫等症状。外周血检查以细菌和病毒感染为主。胸部 X 线可见肺纹理增强模糊或点、片状阴影。本病发病急、变化快，若治疗及时得当，则预后良好；若发生变证，则病情危重，可危及生命。临床分早期、中期、恢复期三期。

诊断要点

- 发病较急，轻症仅有发热咳嗽、喉间痰鸣，重症则有呼吸急促、鼻翼扇动。

  病情严重时，痰壅气逆，症见喘促不安，烦躁不宁，面色苍白，唇口青紫发绀。

  初生儿患本病时，常见不乳、神萎、口吐白沫，可无上述典型证候。

- 肺部听诊可闻及细湿啰音，如病灶融合可闻及管状呼吸音。

- X 线检查见肺纹理增多、紊乱，肺部透亮度降低或增强，可见小片状、斑片状阴影，也可出现不均匀的大片状阴影。

- 实验室检查：细菌引起的肺炎，则白细胞总数较高，中性粒细胞增多；若由病毒引起，则白细胞总数减少、稍增或正常。

治疗

（一）治疗原则

肺炎分早期、中期、恢复期三期。早期以宣肺散寒、清热平喘为治则，中期以清热泻肺、豁痰平喘为治则，恢复期以健脾益肺、清余热化痰涎为治则。而后随症加减。

（二）辨证施治

❖ 早期（外寒里热型）

【症状】发热恶寒，咳嗽气急，病起较急，无汗或微有汗，口渴咽红，易烦易燥，恶心少食，鼻翼扇动。舌质红，苔薄白或薄黄，脉浮数，指纹紫滞。

【治法】宣肺散寒，清热平喘。

【处方】逆运八卦，清肺平肝，清天河水，清胃。

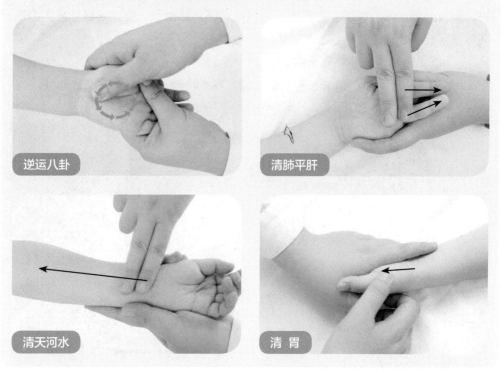

逆运八卦

清肺平肝

清天河水

清 胃

【临证加减】烦躁者，加捣小天心。

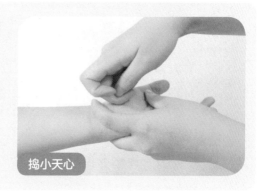

捣小天心

【方义】风邪夹寒或夹热外侵，使肺气郁闭，失于宣肃，肺气上逆而致肺炎。治宜宣肺散寒，清热平喘。治疗上以逆运八卦、清肺平肝、清天河水、清胃为基础术式。其中逆运八卦可宽胸降气，止咳平喘；清肺平肝、清天河水可解表散寒，清热化痰；清胃可消食积除内热。

❖ 中期（痰热闭肺型）

【症状】发热难退，气促咳喘，面赤口渴，烦躁不安，鼻翼扇动，口唇发绀，痰气上壅，胸闷胀满。舌质红，苔黄或黄腻，脉滑数，指纹紫滞。甚则出现高热抽搐，呕吐昏迷。

【治法】清热泻肺，豁痰平喘。

【处方】逆运八卦，清肺平肝，退六腑，揉小横纹。

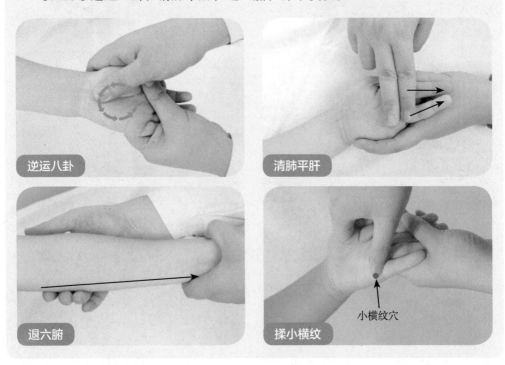

逆运八卦　　清肺平肝　　退六腑　　揉小横纹　小横纹穴

【临证加减】正虚体弱者，加揉二马。胸闷者，加揉膻中。高热不退者，加利小便穴。治疗后体温下降，咳喘减轻者，改用逆运八卦、清肺平肝、清天河水、推四横纹，以清肺化痰止咳。

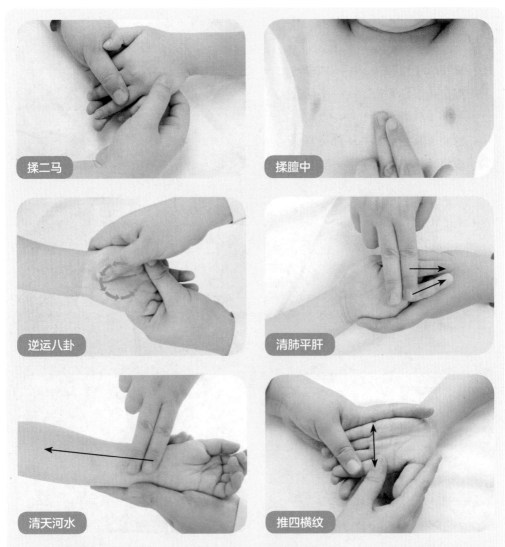

揉二马

揉膻中

逆运八卦

清肺平肝

清天河水

推四横纹

对重症肺炎或出现变证如心阳虚衰、内陷厥阴等时，由于病情危重，临床应以药物救治为主，辅助以推拿治疗，可提高疗效。

【方义】邪热闭阻于肺，而致肺失宣肃，肺津因之熏灼凝聚，痰热胶结，闭阻于肺，发为肺炎。治宜清热泻肺，豁痰平喘。在治疗上以逆运八卦、清肺平肝、退六腑、揉小横纹为基础术式。其中逆运八卦可宽胸豁痰、降气平喘，退六腑可清热解毒、退高热、除热痰，清肺平肝可清肺化痰止咳，揉小横纹可清郁热化痰涎。

附：治痰要穴

燥痰（干性啰音）——四横纹。
湿痰（湿性啰音）——小横纹。
热痰（脉滑有力）——六腑。
寒痰（脉弦滑）——外劳宫。
虚痰（脉虚无力）——二马。

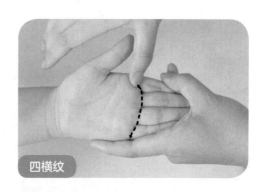

四横纹

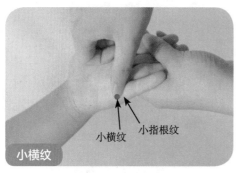

小横纹　小指根纹

小横纹

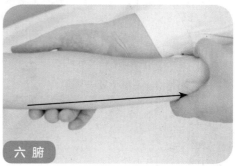

六　腑

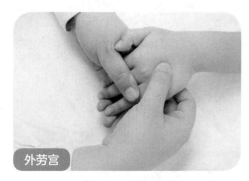

外劳宫

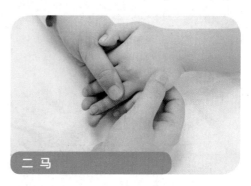

二　马

以上诸穴临证时需酌情加减选用，不可拘泥教条。

❖ 恢复期（正虚邪恋型）

【症状】咳嗽无力，面色少华，动则气喘，五心烦热，低热盗汗，神疲乏力，食欲不振，大便溏稀。舌淡红少苔，脉细无力，指纹色淡。
【治法】健脾益肺，清余热，化痰涎。
【处方】补脾，揉二马，清肺，清天河水。

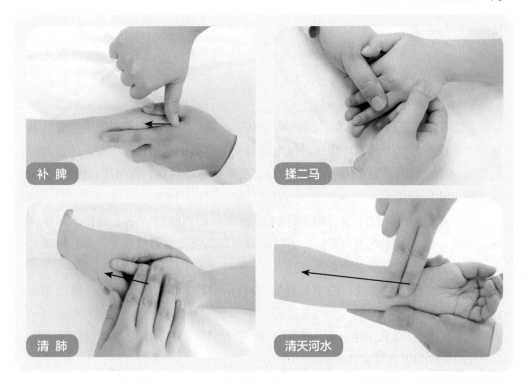

【方义】肺炎恢复期，肺气耗伤太过，正虚未复，余邪留恋而致病情迁延不愈。治宜健脾益肺，清余热，化痰涎。在治疗上以补脾、揉二马、清肺、清天河水为基础术式。其中补脾可健脾益气，培土生金；清肺与清天河水并用，可化痰涎并清体内余热；揉二马可大补元气，滋养肺肾。

【按语】注意保持室内空气清新、流通。卧床休息，轻叩背部，经常变换体位，有利于痰液的排出。加强体育锻炼，增强体质，预防感冒的发生。给予营养丰富、易消化的食物，忌食冷凉、辛辣、厚味之品。预防佝偻病和营养不良，避免重症肺炎的发生。对重症肺炎的小儿，应密切观察病情变化，及时对症处理或转诊就医，防止发生危重急症。其他疗法及治肺炎验方：

①麻黄 3g，杏仁 6g，生石膏 20g，甘草 3g，水煎服。

②葶苈子 6g，大枣 9g，水煎服。

③白芥子粉、面粉各 15g，用温水调成糊状，涂在两层纱布中间，敷于胸部或背部啰音多的部位。局部皮肤先涂凡士林或香油以保护皮肤。每日 2 次，每次 10 分钟或至局部皮肤潮红即去掉，以免起疱。能促进炎症吸收，啰音消失。新生儿忌用。

附：小儿肺炎医案

刘某，男，1岁。1978年11月4日会诊。

【主诉】支气管肺炎3个月。

【现病史】患儿在8月初，因洗澡受凉后发热、咳喘，在某医院诊为支气管肺炎，住院治疗3个月，经用多种抗生素及支持疗法，病情迁延不愈，体温波动在37.6~40℃之间，咳喘不止。胸透：右肺上中叶有一片状、均匀而较淡的阴影。现请我院儿科会诊。

【查体及专科检查】会诊时患儿体温38℃，面色㿠白，皮毛憔悴，喘咳痰鸣，手热足凉，腹胀纳少。咽红，舌红苔薄黄，指纹青紫过气关。听诊：两肺呼吸音粗，右背散在中小水泡音。

【辅助检查】血常规：白细胞总数8000/mm³，中性粒细胞45%，淋巴细胞55%。

【辨病辨证】此乃痰热阻肺，正气已虚，复受风寒，正不抵邪，肺气郁闭所致。

【西医诊断】支气管肺炎。

【中医诊断】肺炎。

【治法】清热宣肺，止咳平喘。

【处方】顺运八卦、清肺平肝各10分钟，退六腑20分钟，揉二马10分钟。嘱停用全部抗生素及药物治疗。

【复诊】11月5日：推拿后体温降至37℃，咳喘减轻，一夜安眠。效不更方，守上穴连续推拿3天，患儿咳嗽减轻已不喘，精神好转，面有红颜，食增便调，体温在36.8℃以下。听诊：右肺有少许中小水泡音。改穴：顺运八卦、揉小横纹、清天河水、揉二马各10分钟，清肺平肝5分钟。

【三诊】11月9日：连续推拿4天后，患儿病情大为好转，偶有单声咳嗽，精神活泼，饮食、二便如常。肺部湿啰音消失，仅有呼吸音粗及少许痰鸣音。基本治愈出院。

出院后继续门诊推拿治疗。取穴：顺运八卦、补脾、揉二马各10分钟，清天河水、清肺各5分钟。推拿4次痊愈。

【按语】该例患儿患肺炎后，用西药治疗3个月不愈。经中医辨证施治，推拿15次而获痊愈。1979年11月9日对患儿家庭随访，其母说自从用推拿治好肺炎后，再没患病。有时虽然感冒也不发热，流点鼻涕就好了。现在孩子约2岁零1个月，健康活泼。家长不胜感激地说："真没想到，推拿救了孩子的命。"

乳蛾（扁桃体炎）

乳蛾相当于西医学的急、慢性扁桃体炎，是以咽喉两侧喉核红肿疼痛、形似乳头、状如蚕蛾为主症的咽部疾病。以儿童和青壮年多见。好发于春秋两季，有传染性。急性发病者多为实证；病情迁延反复发作者，多为虚证或虚实夹杂证。临床常见风热外袭、肺胃热盛、肺肾阴虚三型。

诊断要点

● 常有受凉、疲劳、外感或咽痛反复发作史。

● 发病急者，咽部剧烈疼痛，痛连耳窍，吞咽时加剧，伴见高热、恶寒、头身疼痛。病久不愈者，咽干痒，咽部异物感，或咽痛、发热反复发作。查体可见咽部黏膜呈弥漫性急性充血，以扁桃体及两侧腭弓最为严重。

● 可行血常规及 C 反应蛋白、病原学检测等辅助检查。

治疗

（一）治疗原则

在治则上以清热利咽为主，根据证型不同可兼有疏风解表、泻热解毒、滋阴降火等。

（二）辨证施治

❖ 风热外袭

【症状】发热，恶风，咳嗽，咽喉疼痛干燥、有灼热感，喉核红肿连及咽部，吞咽时加重。舌质红，苔薄黄，脉浮数，指纹色深红。

【治法】疏风清热，利咽消肿。

【处方】清肺平肝，退六腑，掐合谷，掐少商。

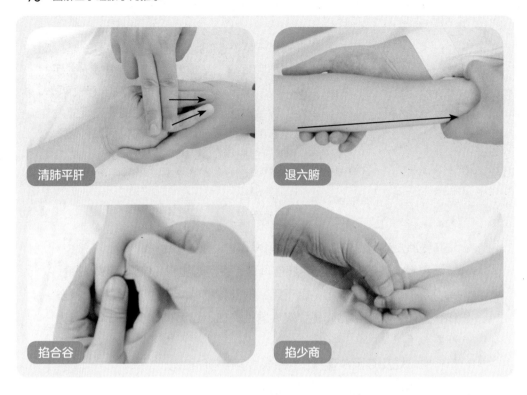

清肺平肝　　退六腑　　掐合谷　　掐少商

【临证加减】大便不通者，加清
大肠。

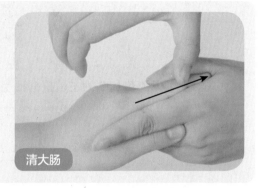

清大肠

【方义】小儿脏腑娇嫩，形气未充，尤其肺常不足，藩篱疏薄，最易为外邪
所伤。咽喉为肺胃之通道，小儿感受风热邪毒，咽喉首当其冲，邪毒搏结于喉核
而发病。治宜疏风清热，利咽消肿。治疗上以清肺平肝、退六腑、掐合谷、掐少
商为基础术式。其中清肺平肝可疏风解表；退六腑可清热解毒；掐合谷、掐少商
可利咽止痛。

❖ **肺胃热盛**

【症状】高热烦躁，口渴引饮，咳嗽痰黄稠，咽部疼痛剧烈连及耳根，喉核红肿，有黄白色脓点，甚者喉核表面腐脓成片，吞咽困难，口臭，便秘。舌质红，苔黄腻，脉洪大而数，指纹紫滞。

【治法】泻热解毒，利咽消肿。

【处方】顺运八卦，清肺平肝，退六腑，清胃。

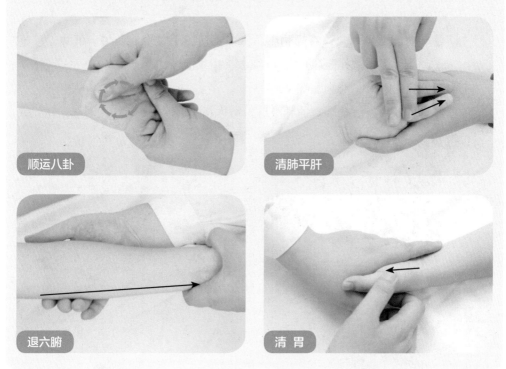

顺运八卦

清肺平肝

退六腑

清　胃

【临证加减】烦躁不安者，加捣小天心。

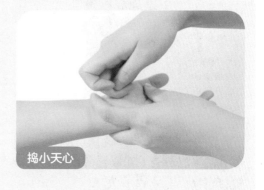

捣小天心

【方义】急性乳蛾若未及时消散，热毒蕴结于肺，搏结于咽喉，或小儿过食厚腻炙煿之物，脾胃积热，循经上炎，熏蒸于咽喉，热盛血瘀，灼腐肌膜而发病。治宜泻热解毒，利咽消肿。在治疗上以顺运八卦、清肺平肝、退六腑、清胃为基础术式。其中，顺运八卦可宽胸理气，止咳化痰；清肺平肝、清胃可清肺胃之热；退六腑可清实热，退高热。

❖ 肺肾阴虚

【症状】咽部干燥灼热，有异物感，微痛不适，干咳少痰，午后低热、手足心热，潮热盗汗。舌红少苔或薄苔，脉细数。指纹淡紫。

【治法】滋阴降火，清利咽喉。

【处方】揉二马，清补脾，清肺平肝，清天河水。

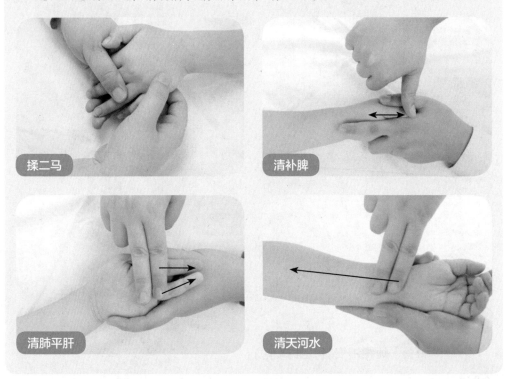

揉二马

清补脾

清肺平肝

清天河水

【方义】小儿素体亏虚，急性乳蛾反复发作，虽经治疗，热毒清解，但耗气伤阴，津液不能上输以滋养咽喉，或虚火上炎灼于喉核而为病。治宜滋阴降火、清利咽喉，在治疗上以揉二马、清补脾、清肺平肝、清天河水为基础术式。其中，揉二马可滋养肺肾，扶正止汗；清补脾可健脾益气，培土生金；清肺平肝、清天河水可清热宣肺，安神除烦。

附：小儿乳蛾医案

孙某，男，5岁零6个月，2019年3月11日初诊。

【主诉】咽痛发热1天。

【现病史】1天前患儿无明显诱因出现发热，体温39℃，咽痛剧烈，烦躁哭闹，纳差，大便干，小便黄，夜寐可。

【查体及专科检查】扁桃体Ⅱ°，可见多处白色脓点。舌红苔黄腻，脉洪数。

【辅助检查】血常规示白细胞稍增高，其余未见异常。

【辨证辨病】该患儿出现发热，咽痛，烦躁哭闹，大便干，小便黄，舌红苔黄腻，脉洪数。查扁桃体Ⅱ°，可见多处白色脓点。诊断为乳蛾，证属肺胃热盛。

【西医诊断】急性扁桃体炎。

【中医诊断】乳蛾，肺胃热盛证。

【治法】泻热解毒，利咽消肿。

【处方】逆运八卦，清肺平肝，退六腑，清胃，掐合谷，掐少商，摩腹，向下推脊，同时大椎穴刺血拔罐。

另予西瓜霜粉剂喷于患处。

【复诊】3月12日：发热1次，体温38℃，咽痛减轻，咳嗽有痰。嘱家长使用西瓜霜一日数次吹于患处。

【三诊】3月13日：守原穴连续推拿6天痊愈。

【按语】小儿肺胃积热，循经上炎，熏蒸于咽喉，热盛血瘀，灼腐肌膜而发为乳蛾。治宜泻热解毒，利咽消肿。对此选择逆运八卦可宽胸理气、止咳化痰，清肺平肝、退六腑、清胃以及推脊，同时大椎穴刺血拔罐可清肺胃之热，掐合谷、掐少商可利咽消肿，摩腹可润肠通便泻腑热，向下推脊可引上焦邪热下行以解毒。

腹泻

腹泻是小儿最常见的脾胃病之一，如迁延日久会影响孩子脾胃和其他脏腑功能及生长发育。腹泻是以临床大便次数增多，粪便稀薄，甚至如水样，带有不消化乳食及黏液为特征的一种小儿常见胃肠道疾病。本病以2岁以内小儿最为常见，年龄越小，发病率愈高，预后也越差。一年四季均可发生，夏秋较多。引起小儿腹泻的病因有感受外邪、内伤饮食和脾胃虚弱等。6个月以内的婴儿受到惊吓后，易使脾胃气机功能紊乱，惊恐伤肾，惊则气乱，恐则气下；脾肾受损，水谷滞留，下走大肠而引起惊泻。本病的主要病变在脾胃，因胃主腐熟水谷，脾主运化精微，如脾胃受病，消化功能紊乱，则饮食入胃，水谷不化，精微不布，水湿合污而下，酿成腹泻。西医学认为婴儿腹泻除与饮食、气候等因素有关外，尚与致病性大肠杆菌、病毒及其他感染有关。

诊断要点

- 患儿有感受外邪、乳食不节、饮食不节等病史。
- 大便次数增多，大便呈水样、蛋花汤样，或稀溏，或臭秽，或夹黏液，可伴恶心呕吐、腹痛、发热等；重症可见脱水貌。
- 便常规可见少量白细胞、红细胞，大便病原学检查可有轮状病毒阳性等，细菌培养阳性。

治疗

（一）治疗原则

以运脾化湿为基本治则，实证以祛邪为主，虚证以扶正为主。针对不同证型可佐以消食导滞、清热利湿、温中散寒、健脾益气、平肝镇惊等。

（二）辨证施治

❖ 伤食泻

【症状】大便量多、味酸臭、有泡沫，夹有不消化的食物残渣，口嗳酸气，腹痛腹胀，腹痛欲泻，泻后痛减。伤乳泻者，大便稀薄，夹有奶瓣或呈蛋花样。伴不思乳食，精神困倦，夜卧不安，手心发热或入夜发热，口臭纳呆，呕吐酸馊。舌苔厚，脉滑，指纹紫滞。

【治法】消食导滞，调中止泻。

【处方】轻症：顺运八卦，清胃，清天河水。

重症：顺运八卦，清胃，退六腑。

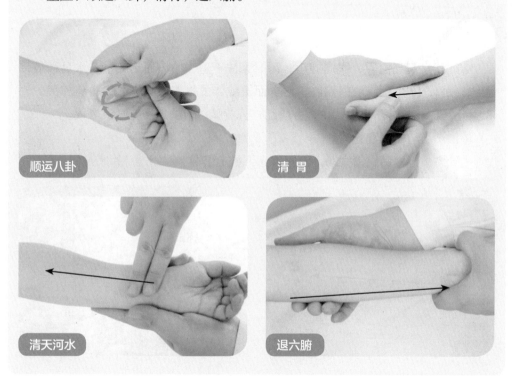

顺运八卦　清胃

清天河水　退六腑

【临证加减】腹痛重者，加揉外劳宫。

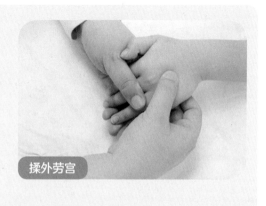

揉外劳宫

【方义】小儿脾常不足，饮食不知自节，若调护失宜，喂养不当，如过食肥甘厚味食物或过食生冷及难以消化食物等，损伤脾胃而致伤食泻。治宜消食导滞，调中止泻。在治疗上，轻症以顺运八卦、清胃、清天河水为基础术式，重症以顺运八卦、清胃、退六腑为基础术式。其中顺运八卦可消宿食，降胃逆；清胃、清天河水、退六腑可清胃热，消食导滞。

❖ 热泻

【症状】起病急骤，腹痛即泻，泻时暴注下迫，倾泻而出大量黄水臭秽或带泡沫，每日10余次，肛门灼红，溲少而黄或伴发热，口渴喜饮，腹痛阵哭，恶心呕吐，食欲减退，小便黄少。舌质红，苔黄腻，指纹紫滞，脉象滑数。

【治法】清热利湿止泻。

【处方】退六腑，清大肠，清脾胃，下推七节骨。

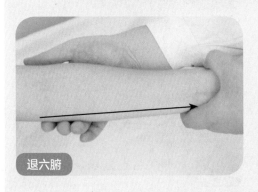
退六腑

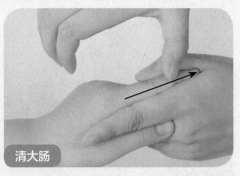
清大肠

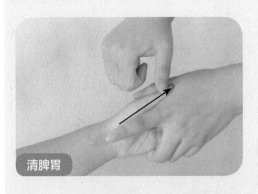
清脾胃

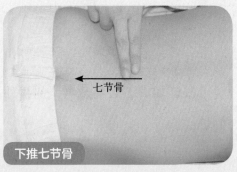
七节骨
下推七节骨

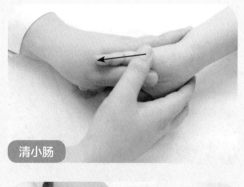

清小肠

【临证加减】尿少者，加清小肠。呕吐者，加顺运八卦。暴泻伤阴（脱水酸中毒）者，加揉二马。

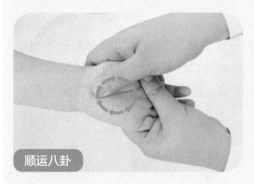

顺运八卦

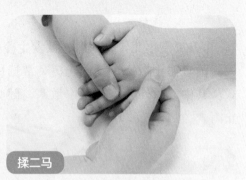

揉二马

【方义】小儿感受风热或暑热邪气与湿邪相合而致泄泻。治宜清热利湿止泻。在治疗上以退六腑、清大肠、清脾胃、下推七节骨为基础术式。其中退六腑、清大肠可清泻肠道湿热之邪；清脾胃可泻脾胃湿热；下推七节骨可泻热通便。全方共奏清热利湿之功，湿热祛则泻自止，此乃通因通用之法。

❖ 寒泻

【症状】一般有冒受风寒、饮食生冷史。腹疼肠鸣，泄泻清澈，或白水泻，或色绿，气味微腥不臭，面色淡白，口不渴，小便清长，四肢不温。舌淡苔薄白腻，脉浮紧，指纹色淡而沉。

【治法】温中散寒，健脾止泻。

【处方】揉外劳宫，清胃，清补大肠。

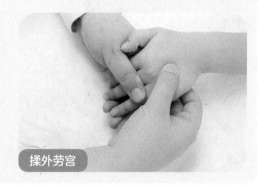

揉外劳宫

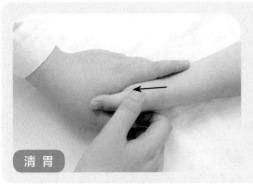

清 胃

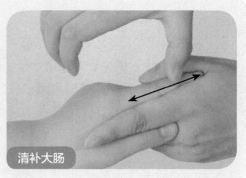

清补大肠

【方义】小儿冒受风寒、饮食生冷后导致风寒邪气和湿邪相合而致寒湿泄泻。治宜温中散寒，健脾止泻。常选用揉外劳宫、清胃、清补大肠为基础术式。其中，揉外劳宫可温中散寒，健脾止泻；清胃和胃健脾；清补大肠涩肠止泻。

❖ 脾虚泻

【症状】久泻不愈，或经常反复发作，或每于食后即泻，便状稀溏挟有不消化食物残渣，腹胀食少，食欲不振，面黄肌瘦，精神倦怠。舌淡苔薄白，指纹淡红，脉虚弱。

【治法】健脾止泻。

【处方】揉外劳宫，清补脾，平肝。

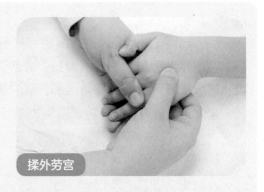

揉外劳宫

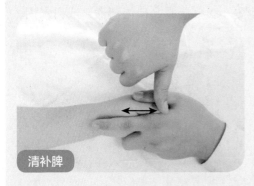

清补脾

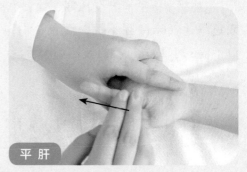

平 肝

【临证加减】腹胀者，加推四横纹。食少消瘦者，加捏脊。若久泻不止、下利清谷、消瘦肢冷者，治应温补脾肾，取穴：揉二马、补脾、清补大肠。

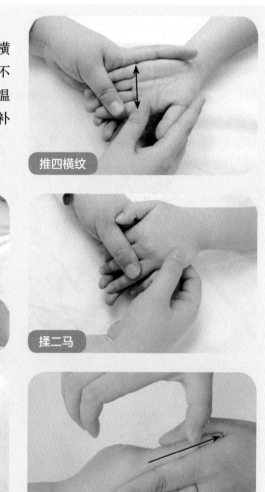

推四横纹

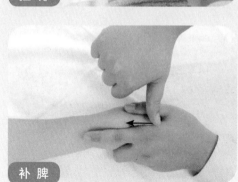

捏脊

揉二马

补脾

清补大肠

【方义】脾虚泻由小儿素体脾虚或泄泻实证失治误治，久病迁延而致，脾虚运化失职，水反为湿，谷反为滞，并走于下，而成脾虚泄泻。治宜健脾止泻，在治疗上以揉外劳宫、清补脾、平肝为基础术式。其中，揉外劳宫可温中健脾止泻；清补脾可健脾益气和中；平肝可扶土抑木，调和中气。脾虚日久可致脾肾阳虚，治宜温补脾肾，在治疗上选用揉二马、补脾、清补大肠，以温补脾肾，涩肠止泻。

❖ 惊泻

【症状】受惊后即泻，大便稀绿而黏。印堂、山根色青或口鼻周呈青色，昼则惊惕，夜则紧偎母怀。舌质正常，指纹青。多见但不限于 6 个月内的婴儿。

【治法】平肝健脾，镇惊止泻。

【处方】清补脾，捣小天心，清天河水，平肝。

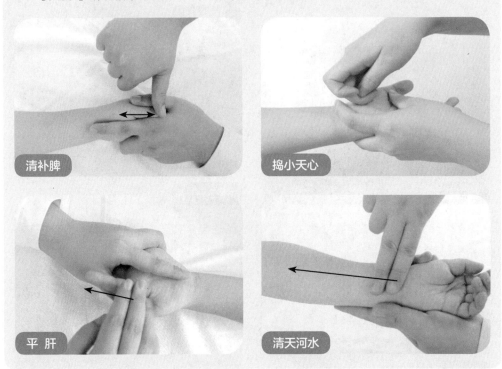

清补脾

捣小天心

平　肝

清天河水

【临证加减】腹痛，便青带黏液者，加揉外劳宫。

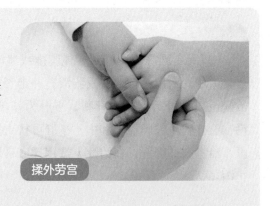

揉外劳宫

【方义】小儿肝常有余，脾常不足，由于小儿心肝发育未臻成熟，心怯神弱，肝气未盛，受到惊吓后肝失疏泄，肝气犯脾，而致脾失健运，升降失司，发为泄泻。治宜平肝健脾，镇惊止泻。在治疗上以清补脾、平肝、清天河水、捣小天心为基础术式。其中清补脾、平肝可健脾平肝止泻；清天河水、捣小天心可安神镇惊。

【按语】在病机转归上，腹泻治疗不及时，缓则迁延日久可影响小儿的营养、生长和发育；急则病重造成阴阳两竭，出现精神萎靡，眼眶、囟门凹陷，面色苍白，小便极少或无尿，呕吐频繁，饮食难进等症状，甚至危及生命。故宜抓紧时机治疗，也可配合中西药物治疗。

腹泻期间食易消化之品。平素应注意饮食调护，合理按时喂养。腹部及足部注意保暖，不宜吃寒凉食品。蔬菜、水果不宜多食，如香蕉、红薯、韭菜等要少吃。不要吃润肠通便之食品，如蜂蜜、香油等。嘱父母正确喂养，避免诱因，防止腹泻反复发生，影响孩子生长进度。

便秘

便秘是指大便干结，排便困难或数日不行，大便秘结不通，或排便时间过长，或虽有便意而排出困难的一种证候。便秘可单独出现，一是习惯性便秘。小儿便秘有虚实之分，并以实证多见。其病因为素体阳盛或饮食不节，过食肥甘辛热之品，以致肠胃积热，耗伤津液而成实证。若因先天不足或热病后体虚耗伤津液，气血亏损，气虚则大肠传导无力，血虚则津枯失润而致虚秘。二是一时性便秘，其原因与饮食、起居失调有关，如生活不规律，未养成按时排便习惯等。便秘也可继发于其他疾病。隋代《诸病源候论》就记载了便秘，并论述了小儿便秘的病因。《幼幼新书》《婴童百问》等书均论述了小儿便秘的机制及治法。《万氏家藏育婴秘诀》对小儿便秘论述比较全面，提出便秘应辨虚实缓急，治法很多，不可以攻下概之。后世医家对小儿便秘的分证论治更趋详尽，《幼科铁镜》《临证指南医案》等书对小儿便秘的病因病理、内外治法均作了精辟的论述。

诊断要点

- 患儿有不良饮食习惯、感受外邪、情志不畅、脏腑虚损等病因病史。
- 不同程度的大便干燥，排便次数减少或间隔时间延长，排便艰涩；可伴有腹胀、腹痛、食欲不振、便血等。
- 腹部 X 线检查有助于鉴别诊断，注意排除继发于他病的便秘，如先天性巨结肠、机械性肠梗阻等。

治疗

（一）治疗原则

以润肠通便为基本治则。临证因虚实不同分别配以清热、益气养血等治法。

（二）辨证施治

❖ **实秘**

【症状】大便干结呈羊粪状，排便困难，数日不行，伴面赤身热，烦渴口臭，纳食减少，腹部胀满，时有腹痛，小便黄少。舌红苔黄或黄燥，指纹色紫，脉滑实。重者肛裂出血。

【治法】清热通便。

【处方】清大肠，退六腑，运水入土，推四横纹，推下七节骨。亦可用清大肠独穴推40分钟。

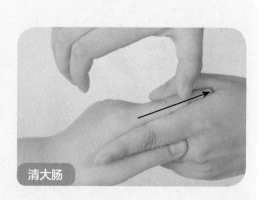

清大肠

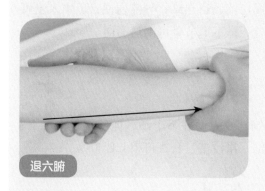

退六腑

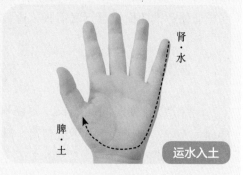

肾·水

脾·土

运水入土

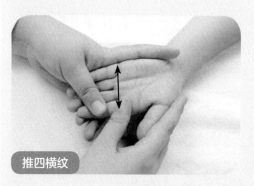

推四横纹

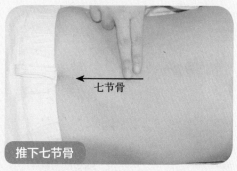

七节骨

推下七节骨

【临证加减】食积者，加清胃。气郁者，加顺运八卦。

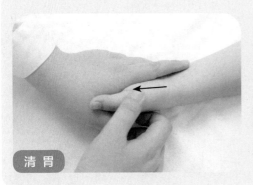

清胃

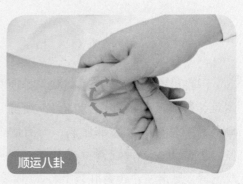

顺运八卦

【方义】小儿喂养不当，食积停滞，或因热病伤阴，或因过食辛辣炙煿之品导致胃肠积热，肠道失润，燥热内结，腑气不通而致实秘。治宜清热通便，在治疗上以清大肠、退六腑、运水入土、推四横纹、推下七节骨为基础术式，或可用清大肠独穴治疗。其中，退六腑、清大肠可清肠道热结，导滞通便；运水入土可润燥通便；推四横纹可行气消胀，通腹气；推下七节骨可泻热通便。

❖ 虚秘

【症状】排便时间间隔长，便秘不畅，或大便并不干硬，但努责乏力难下，伴面色无华，神疲食少。舌淡苔薄，脉细，指纹淡。日久可引起脱肛。

【治法】润肠通便。

【处方】清补脾，揉二马，运水入土，清补大肠。

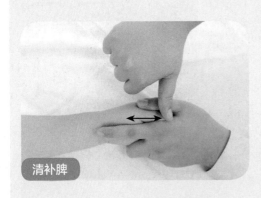

清补脾

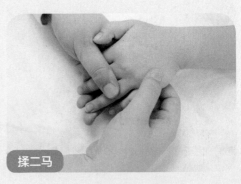

揉二马

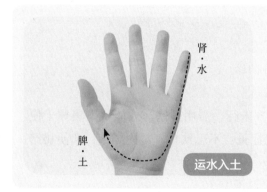

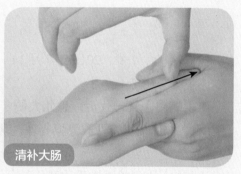

【临证加减】腹痛者，加揉外劳宫。有热象者，加清天河水。

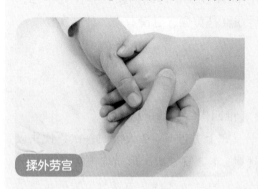

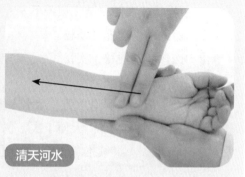

【方义】小儿若禀赋不足、后天失调，或疾病影响、药物攻伐等导致气血不足，气虚则传导无力，血虚则肠道失润而致虚秘。治宜润肠通便，治疗上以清补脾、揉二马、运水入土、清补大肠为基础术式。其中清补脾以补脾益气养血；揉二马以补肾滋阴；运水入土以润燥通便；清补大肠以和血顺气，调理大便。

【按语】注意饮食，婴儿应按照生长规律增加辅食，如菜泥、果汁等。幼儿应多吃蔬菜，主食勿太精细，适当吃些粗粮，注意多饮水。让患儿做适当的运动，以促使患儿的胃肠蠕动，避免少动久坐、久卧。避免过度情志刺激，保持精神舒畅。养成定时排便的习惯。便秘伴有肛裂者，排便前先用开塞露或蜜导煎灌肠以排便。对因排便困难而怕排便、不排便的小儿，要解释劝说诱导排便。

热病之后，由于进食少而多日未大便，不必急以通便，只需扶养胃气，待饮食渐增，大便自能正常。

附：小儿便秘医案

钱某，女，2 岁，2016 年 7 月 14 日初诊。

【主诉】便秘 1 个月。

【现病史】其母代诉：患儿大便 8 日未行，需用开塞露才能解下黑球干便。伴肛裂，故患儿对排便有恐惧心理。现症见：不思饮食，口中异味，大便秘结，烦躁不安。

【查体及专科检查】舌质红苔黄燥，脉滑有力。

【辅助检查】便常规：未见异常。

【辨证辨病】该患儿大便干燥，排出间隔延长，诊断为便秘。伴见不思饮食，口中异味，大便秘结，烦躁不安。舌质红苔黄燥，脉滑有力。证属实秘。

【西医诊断】功能性便秘。

【中医诊断】便秘，实秘。

【治法】清热通便。

【处方】清大肠、退六腑、运水入土、推四横纹、推下七节骨。

【复诊】7 月 15 日：大便 1 次，仍干。守上方推拿，2 天大便一次，便头硬后软，未有肛裂。继续推拿 5 天。大便规律，1~2 日 1 次，形质均正常。

【按语】小儿食积停滞中焦，化热伤津而致肠道失润发为便秘。治宜清热通便。在治疗上选用清大肠、退六腑、运水入土、推四横纹、推下七节骨等。对于实秘患儿，要注意喂养上多食蔬菜、水果，尤其是粗纤维蔬菜，并加强排便训练和锻炼。

厌食

厌食是指小儿较长时期见食不贪，食欲不振，甚至厌恶进食的一种病症。《诸病源候论·脾胃诸病》谓："脾者脏也，胃者腑也，脾胃二气相为表里，胃为水谷之海，主受盛饮食者也。脾气磨而消之，则能食。今脾胃二气俱虚弱，故不能饮食也。"脾与胃互为表里，虽各有所司，但相互关联。如脾主运化输布营养精微，升清降浊为气血生化之源，五脏六腑、四肢百骸，皆赖以所养；胃主受纳腐熟水谷，传于小肠分清泌浊。两者在功能上虽各有所主，而彼此均互为影响。故饮食失调，必伤脾胃。胃阴伤则不思进食，脾阳伤则运化失职。小儿"脾常不足"，饮食不能自调，食物不知饥饱。如过食高营养的滋补食物，以及过于溺爱，养成偏食习惯，或进食不定时、生活不规律等，皆可导致脾失健运，胃不思纳，脾胃不和的厌食症。或因素禀脾胃虚弱，后天不足，脾虚则不运，胃弱则不纳，从而产生见食不贪，日久消瘦，影响正常的生长发育。厌食患儿一般精神状态均较正常，病程长者，也可出现面色少华、形体消瘦等症。

厌食是儿科常见病之一，城市儿童发病率较高，各年龄儿童皆可发病，尤以1~6岁小儿多见。其发生无明显季节差异，但因夏季暑湿当令，易于困遏脾气，使症状加重。本病由脾运胃纳失司所致，一般预后良好，但长期不愈者会使气血生化乏源，易于感受外邪，合并血虚证，或日渐消瘦，转化为疳证。

❦ 诊断要点 ❦

● 长期食欲不振或不思饮食2~3个月以上。

● 日渐消瘦，或能食而体重、身高不增，伴有面色滞黄，脾胃不和等症。兼有情绪变化，不爱运动，易于疲劳或肝旺易怒，但体重下降并不明显等。

❧ 治疗 ❧

治疗原则

本病以运化脾胃，恢复脾胃吸收、输布功能为主，配以消食补益或调气血以增运化之功等。

【症状】不思纳食，食物无味，偏食挑食，甚至拒进饮食，面色少华，形体偏瘦，或腹胀便溏，或大便干结。舌苔白，或薄腻，或呈地图舌，脉细弱无力。

【治法】运化脾胃，和胃消食。

【处方】清补脾，清胃，顺运八卦，推四横纹，捏脊。

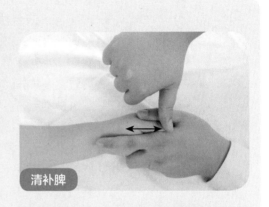

清补脾

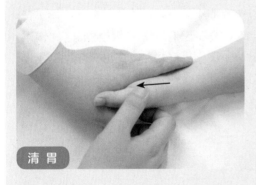

清胃

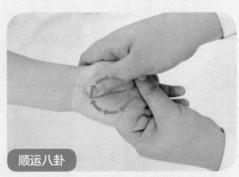

顺运八卦

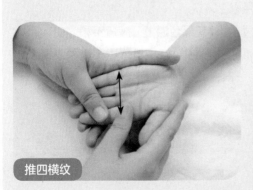

推四横纹

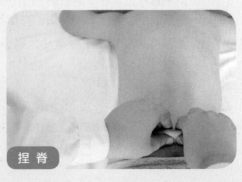

捏脊

【临证加减】恶心呕吐加清板门。腹痛加外劳宫。

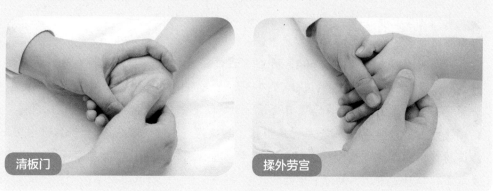

清板门　　　　　　　　　揉外劳宫

【方义】清补脾健脾助运；清胃开胃纳，消食积；顺运八卦、推四横纹调和气血，消宿食，开饱胀；捏脊调和气血，增加脏腑功能活动。若病后伤阴或胃阴不足，出现口干多饮，不思进食，皮肤失润，唇红口干，大便干结，五心烦热，舌红少苔或舌苔花剥，脉细数者，治以益胃养阴，取八卦、胃穴、天河水、运水入土。

【按语】

①"乳贵有时，食贵有节"，要及时改善喂养方法，按不同年龄给予营养丰富、易于消化的食物，婴儿期按时添加辅食。对早产儿、新生儿加强护理，注意保暖，预防感染，及早哺喂，力争母乳喂养。患肺炎、腹泻等病症造成食欲不振者，病情好转后逐渐增加饮食，胃纳不佳者及时予以调脾开胃治疗。

②要纠正患儿贪吃零食、偏食挑食、饮食不按时无定量的不良习惯，少进肥甘厚味、生冷干硬等不易消化食物，食物不要过于精细，应鼓励多吃蔬菜及粗粮，增加食物的品种，菜肴讲究色香味，以促进其食欲。

③切忌强制进食，包括诱而食之、骂而食之、打而食之和强行灌之，使之形成思想负担。

④注意小儿情志的变化，防止忧思惊恐损伤脾胃，变换生活亦要逐步适应，若系青春期少年片面理解减肥而不适当节食者，应宣传有关知识。

⑤厌食孩子中，部分患儿补锌后症状可改善。

⑥不能让小儿滥服补品、补药。

⑦治厌食验方：

验方：苍术、鸡内金各30g，水煎2次，取药液，与大米25g，共煮成粥，加白糖或油盐调味，作正餐食用。每日1剂，10天为1个疗程。

山药10g，焦山楂、鸡内金、扁豆各6g，甘草4g，乌梅、沙参、白芍等，水煎服，每日1剂，用于胃阴虚厌食。

炒鸡内金30g，炒白术60g，研细末过筛。与红糖、炒芝麻粉各30g，精面粉500g，加水适量和匀，制成20个小饼，上锅后用微火烙制成焦黄松脆香甜小饼即可。每次1个，5岁以下1日2次，5岁以上1日3次，饭前食用。

脐疗贴：炒神曲、炒麦芽、焦山楂、炒莱菔子、炒鸡内金，上药共研细末，加淀粉，用白开水调成糊状，临睡前敷于患儿神阙穴，用胶布固定即可。次日清晨取下，每日1剂，5天为1个疗程。

疳积

疳积是疳证和积滞的总称，俗称"瘦孟子"，是一种慢性障碍性疾病。积滞与疳证有轻重程度的不同，积滞是指小儿伤于乳食，损伤脾胃，而致脾胃运化失司，积聚留滞于中。疳证是指气液干涸，身体羸瘦，往往是积滞的进一步发展，所以古人有"无积不成疳"的说法。本症多见于3岁以下的婴幼儿。临床以形体羸瘦，精神疲惫，头发稀疏，肚大青筋或腹凹如舟，饮食异物为特征。因其病情顽固复杂，古人视为"恶候"，将其列为儿科四大症之一。

西医学的小儿营养不良与疳证的临床表现相似，小儿营养不良是摄食不足或摄入食物不能充分利用的结果。本病主要由于母乳不足或喂养不当所致。或早产儿，或长期生病如久泻久痢、肠寄生虫、结核病等损伤气血，影响脾胃，造成消化功能障碍，也可转为疳证。

诊断要点

- 饮食异常，大便干稀不调，或肚腹膨胀等明显脾胃功能失调者。
形体消瘦，体重低于正常值15%~40%，面色不华，毛发稀疏枯黄。严重者形体干枯羸瘦，体重可低于正常值40%以上。
兼有精神不振，或好发脾气，烦躁易怒，或喜揉眉擦眼，或吮指磨牙等症。
- 有喂养不当或病后失调，及长期消瘦病史。

治疗

（一）治疗原则

本病治疗以健运脾胃为主，配合消食导滞，或益气养血等。

（二）辨证施治

❖ 积滞伤脾型

【症状】面黄食少，形体消瘦，精神不振，发稀成穗，肚腹胀满，大便干稀交替，小便浑浊，烦躁易怒，五心烦热。若感染蛔虫则腹痛，嗜食泥土。舌苔厚腻，脉滑细，指纹淡滞。

【治法】消积导滞，顾护脾胃。

【处方】顺运八卦，清补脾，揉外劳宫，推四横纹。

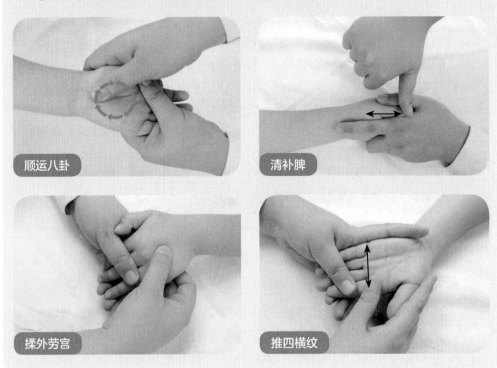

顺运八卦 清补脾

揉外劳宫 推四横纹

【临证加减】心经有热者，加清天河水。烦躁易怒者，加平肝。惊悸不眠者，加捣小天心。

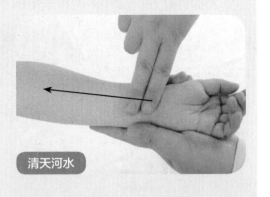

清天河水

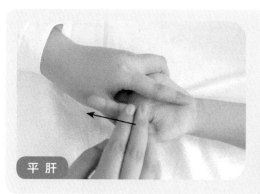
平 肝

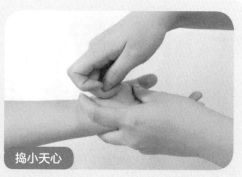
捣小天心

【方义】小儿脾常不足，乳食不知自节，若喂养不当，过食或不及均可损伤脾胃而成疳积。治宜消积导滞，顾护脾胃。在治疗上以逆运八卦、清补脾、揉外劳宫、推四横纹为基础术式。其中，顺运八卦可消食理气，升清降浊；清补脾可消积理脾助运；揉外劳宫可温中健脾，消胀止痛；推四横纹可调中行气，清热消胀。

❖ **气血两虚型**

【症状】面色萎黄或㿠白、毛发枯黄稀疏，精神萎靡或烦躁，睡卧露睛，头大颈细，骨瘦如柴，肚大坚硬、青筋暴露，或腹凹如舟，睡卧不宁，啼声低小，四肢不温，发育迟缓，厌食便溏。舌淡苔薄，脉细无力，指纹色淡。

【治法】益气养血，补脾和胃。

【处方】补脾，揉二马，平肝，推四横纹。

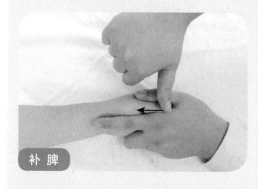
补 脾

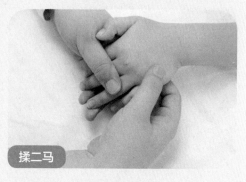
揉二马

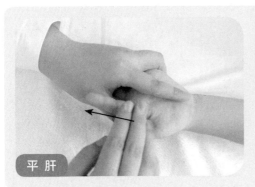

平肝

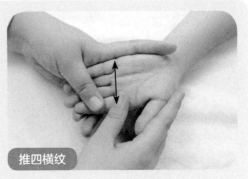

推四横纹

【临证加减】胸闷痰喘者，加逆运八卦。呕吐者，加清胃。腹痛者，加揉外劳宫。四肢发凉者，加推三关。咳嗽者，加清肺。

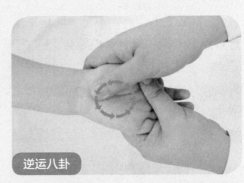

逆运八卦

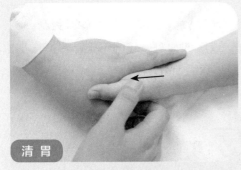

清胃

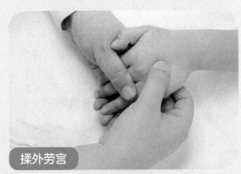

揉外劳宫

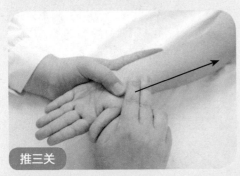

推三关

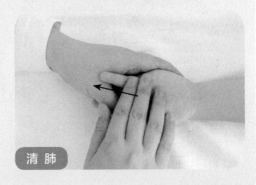

清肺

【方义】小儿久病吐泻，或反复外感，或罹患时行热病、结核、寄生虫等失于调治或误用攻伐之品，或先天禀赋不足，或早产、多胎，或孕期久病，或孕期药物损伤胎元而致脾胃功能障碍，纳化不健，气血亏损，而成疳积。治宜益气养血，补脾和胃。在治疗时以补脾、揉二马、平肝、推四横纹为基础式式。其中，补脾可补血生肌，健脾调中；揉二马可大补元气，补肾益精，强筋壮骨；平肝可开郁除烦，和气生血；推四横纹可调中行气，散结消胀。

【按语】提倡母乳喂养，母乳不足要及时添加辅食。注意饮食卫生，预防各种肠道传染病和寄生虫病。经常带小儿到室外活动呼吸新鲜空气，多晒太阳增强体质。如发现小儿体重不增或减轻、肌肉松弛、面色不华等，应引起注意，及时检查，及时治疗。严重营养不良患儿宜中西医综合治疗。

附：小儿疳积医案

毕某，男，4个月。1985年9月3日初诊。

【主诉】营养不良，伴腹泻、消瘦，哭闹不安3个月。

【现病史】患儿系第1胎足月产，出生时脐带绕颈，哭声不好。人工喂养，单纯喂牛奶。出生后40天，因湿疹双耳流脓，后继发热，腹泻，日10余次，腹胀。经中西医治疗，腹泻时好时坏，现大便干稀交替，有时几天不大便，有时大便每日4~5次，消化不良，食欲缺乏，腹胀如鼓，日渐消瘦，终日啼哭不眠，惊悸不安，多汗，至今不能抬头，不会翻身，不会笑。初诊为营养不良、佝偻病。闻听青岛小儿推拿能治此病，特赶来我院求治。

【查体及专科检查】面色青白，二目无神，皮毛憔悴，羸瘦如柴，满脸皱纹呈老人貌。方颅，前囟凹陷，头发如穗，舌淡无苔，唇白，肋骨串珠，鸡胸。腹部膨胀，青筋暴露，腹壁提皮有皱，不易展开。阴囊湿疹。

【辅助检查】体重5kg，身长64cm。血常规：血红蛋白9g/L。

【辨证辨病】因喂养不当，损伤脾胃，乳食积滞于内，故肚腹膨胀拒按。久泻不愈，致令体内气液消耗，身体羸瘦，影响生长发育，形成虚中夹实证。

【西医诊断】营养不良，佝偻病。

【中医诊断】疳积，气血两虚型。

【治法】攻补兼施，先消积理脾，后补益气血，停用一切药物，专用推拿治疗之。

【处方】八卦、揉外劳宫、推四横纹、清天河水、捣小天心。推拿1次即奏效。

【复诊】9月6日：推拿3次食欲明显改善，除牛奶外，每日加7片饼干、半个蛋黄。精神好转，哭闹大减，眠安不惊。大便每日2次，为成形干便。腹胀减轻，自己能抬头。改穴：清补脾、顺运八卦、清胃、清天河水、捏脊。

【三诊】9月8日：继续推拿2次后，面色红润，出汗减少，能认母，逗乐会笑，每天吃0.75kg牛奶、6片饼干、1个蛋黄。改穴：清补脾、揉二马、揉外劳宫、推四横纹、平肝。

【四诊】9月10日：推拿2次后，睡眠时间明显延长，夜间安睡7个小时不醒。全身肌肉见长，面颊、臀部、四肢、躯干部的肌肉较前丰满，腹胀明显减轻，腹壁青脉消失，额纹消失，四肢活动有力，能抬头竖着抱，神爽安宁，哭声洪亮。测体重5.5kg（7天体重增长0.5kg），开始加钙片、鱼肝油。

【五诊】9月17日：继续推拿1周，一切平安。为补益气血，促进生长发育，改穴：补脾、揉二马、推四横纹、平肝。继推10次。

【六诊】10月3日：患儿饮食、睡眠正常，嬉笑活泼，大便日1次、质成形。测体重7kg，身长69cm。

推拿治疗1个月，体重增长2kg，身长增长5cm。查血红蛋白10.5g/L。治愈回京，家长十分感激。

3个月后随访：家长说回家后一切正常，活泼可爱。邻居都说换了个孩子，走的时候是骨瘦如柴的"小老头儿"，回来时却变成白胖活泼的大小子，前后判若两人。春节时（出生后8个月）测体重10.5kg。

腹痛

腹痛为小儿常见的临床证候，以胃脘部以下、脐周及耻骨以上部位发生的疼痛均统称为腹痛。腹痛情况十分复杂，涉及的疾病范围很广，许多内、外科疾病均可出现腹痛的症状。由于小儿不能正确诉说病情，往往把其他部位的疼痛说成腹痛，因此对待腹痛患儿要详细询问发病经过，注意腹痛性质及伴随症状，仔细全面地检查疼痛部位及有关体征，以作出正确判断。

本部分所讨论的内容主要是指除外科急腹症指征的小儿腹痛。以乳食积滞、感受寒邪、内热郁滞、脏气虚冷，或蛔虫内扰等因素引起气机阻遏，血流不畅，经络不通所致的腹痛。临床上以积滞实痛为多，治疗以理气止痛为大法。

❧ 诊断要点 ❧

- 患儿有外感寒邪、伤食、脾胃虚寒等病因病史。
- 胃脘部、脐周、下腹部隐痛、钝痛、胀痛、刺痛、掣痛；可伴有哭闹、腹胀等；腹痛时发时止、时轻时重，反复发作，发作后可自行缓解。
- 血常规、尿常规、便常规、腹部 B 超检查、X 线检查、胃镜检查等有助于诊断。

❧ 治疗 ❧

（一）治疗原则

在治则上应以理气通下为主，配合温中、消导、补虚、清热通腑等。

（二）辨证施治

❖ **伤食痛**

【症状】腹部胀满、疼痛拒按，嗳腐吞酸，恶心呕吐，矢气恶臭，夜卧不安，腹痛欲泻，泻后痛减。舌苔厚腻，脉滑，指纹紫滞。

【治法】消食导滞，理气止痛。

【处方】清脾胃，顺运八卦，推四横纹，清板门，清大肠。

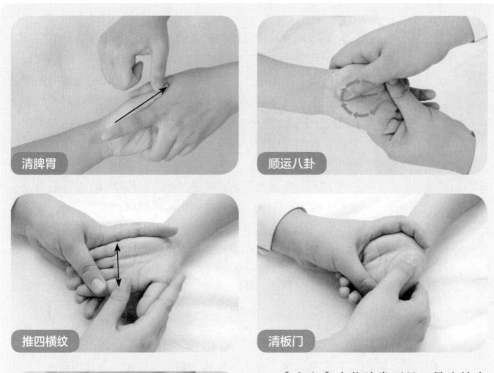

清脾胃

顺运八卦

推四横纹

清板门

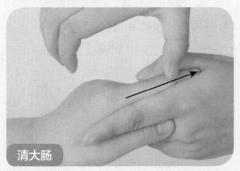

清大肠

【方义】小儿脾常不足，易为饮食所伤，加之患儿乳食不知自制，若喂养不当，乳食不节，或暴饮暴食，或过食不易消化食物，而致乳食积滞中焦脾胃，脾失健运，气机壅塞不通而致腹痛。治宜消食导滞，理气止痛。在治疗上以清脾胃、顺运八卦、推四横纹、清板门、清大肠为基础术式。

其中，清脾胃、清大肠可清肠胃食积，通腑止痛；顺运八卦、推四横纹可消食化滞，理气止痛；清板门可清胃热，通调三焦之气以止痛。

❖ 寒积痛

【症状】腹痛急骤，哭叫不止，常在受凉或饮食生冷后发生，遇冷更甚，得热则减，腹部拒按。面色苍白，口唇发青，手足欠温，小便清长，便溏。舌淡苔白滑，脉沉弦，指纹青红。

【治法】温中散寒，行气止痛。

【处方】揉一窝风，揉外劳宫。亦可独推一窝风。

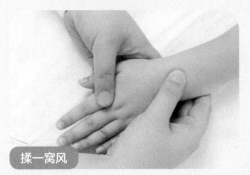
揉一窝风

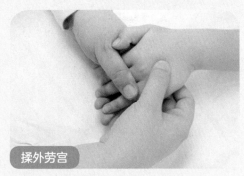
揉外劳宫

【临证加减】呕吐者，加顺运八卦。

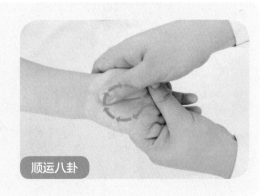
顺运八卦

【方义】小儿脏腑娇嫩，形气未充，且寒温不知自调，腹部受寒，或过食生冷寒凉之品，邪客胃肠，而致寒凝气滞，不通则痛，而发腹痛。治宜温中散寒，行气止痛。在治疗上以揉一窝、揉外劳宫为基础术式。其中，揉一窝风可散寒止痛，治疗感寒腹痛，独穴久推有捷效；揉外劳宫可温中散寒，行气止痛。

❖ **虚寒痛**

【症状】腹痛隐隐，时作时止，痛处喜按，得温则适。面黄体瘦，神疲乏力，食少便溏。舌淡苔薄白，脉沉细，指纹淡。

【治法】温中补虚，缓急止痛。

【处方】揉外劳宫，清补脾，顺运八卦。

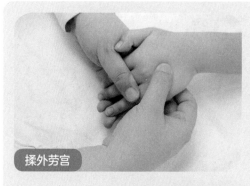

揉外劳宫

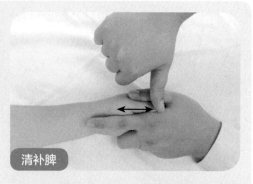

清补脾

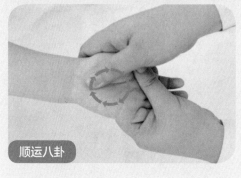

顺运八卦

【方义】小儿先天禀赋不足，素体阳虚，或过用寒凉攻伐之品，或病后体质虚弱，寒自内生，气机不利，血脉壅滞而致腹痛。治宜温中补虚，缓急止痛。在治疗上以揉外劳宫、清补脾、顺运八卦为基础术式。其中，揉外劳宫可温中补虚，缓急止痛；清补脾可健脾助运；顺运八卦可调气助运。

❖ 热结痛

【症状】腹痛腹胀，痛而拒按，发热面赤唇红，烦渴喜冷饮，尿黄便秘。舌红苔黄腻，脉沉数有力，指纹紫滞。

【治法】清热通腑，消胀止痛。

【处方】顺运八卦，清胃，退六腑，推四横纹。

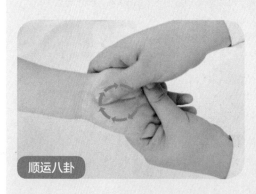

顺运八卦

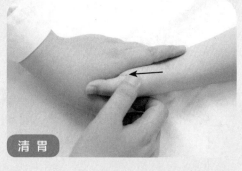

清胃

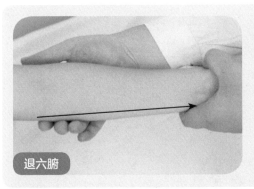

退六腑

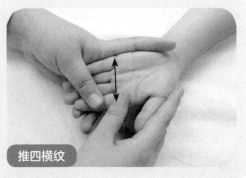

推四横纹

【方义】小儿素体热盛，或过食辛辣肥甘厚味食物，实热内结于肠胃而致腹痛。治宜清热通腑，消胀止痛。在治疗上以逆运八卦、清胃、退六腑、推四横纹为基础术式。其中，退六腑、清胃可清肠胃热结，通腑止痛；顺运八卦可理气和中，消食化滞；推四横纹可调中行气，退热消胀。

❖ **虫积痛**

【症状】腹痛突然发作，以脐周为甚，时发时止。或在腹部可触到条索状物，时隐时现，有便虫史，面黄肌瘦，或嗜食异物，面部白斑，巩膜蓝斑，下唇有颗粒样小点，舌尖起红刺。如有蛔虫窜行胆道则痛如钻顶，汗出肢冷，或伴呕吐。

【治法】理气安蛔止痛。

【处方】揉外劳宫，平肝，清胃，清大肠，摩腹（自右下腹沿升结肠、横结肠、降结肠的解剖位置，自右向左运摩之）。

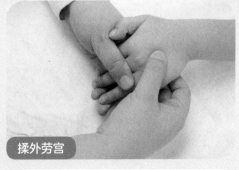

揉外劳宫

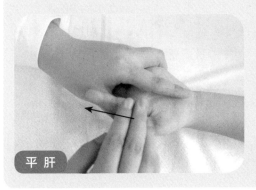

平肝

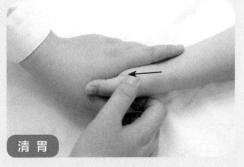

清胃

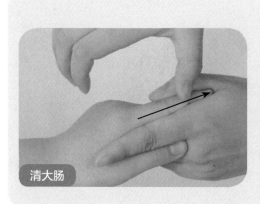

清大肠

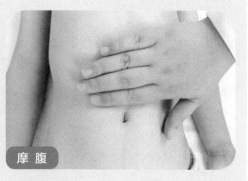

摩腹

【临证加减】痛甚者，加按揉胆
俞、脾俞。

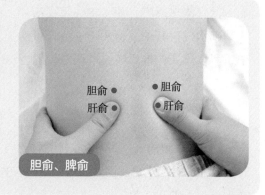

胆俞 ●
肝俞 ●

● 胆俞
● 肝俞

胆俞、脾俞

【方义】小儿饮食不洁，感染蛔虫，扰动肠中，或窜行胆道，或虫多而扭结
成团，阻止气机而致腹痛。治宜理气安蛔止痛。在治疗上以揉外劳宫、平肝、清
胃、清大肠、摩腹为基础术式。其中，揉外劳宫可温中理气，安蛔止痛；平肝
可疏肝利胆，安蛔止痛；清胃、清大肠可清胃肠积滞，通腑止痛；摩腹可健脾行
气，驱蛔止痛。

【按语】注意饮食卫生，勿暴饮暴食及过食生冷之品。在治疗期间宜注意腹
部保暖，不宜受寒。发现腹痛及早就医，以免贻误病情。急性婴幼儿腹痛者，要
排除急腹症。

附：小儿腹痛医案

严某，男，4 岁，2018 年 4 月 5 日初诊。

【主诉】腹痛 1 天。

【现病史】昨日因贪食肉食诱发腹痛，现症见：夜卧不安，面赤唇红，口中异味，腹痛，腹胀拒按，二便正常。

【查体及专科检查】腹部按压痛，舌红苔厚腻，脉滑数。

【辅助检查】腹部超声示肠道积气。

【辨证辨病】该患儿因过食肥甘厚味食物出现腹痛，夜卧不安，面赤唇红，口中异味，腹胀拒按。舌红苔厚腻，脉滑数。辨病为功能性腹痛，证属伤食痛。

【西医诊断】功能性腹痛。

【中医诊断】腹痛，伤食痛。

【治法】消食导滞，理气止痛。

【处方】清胃、顺运八卦、清板门、退六腑。

推拿一次腹痛即止，大便 1 次量多。推 2 次痊愈。

【按语】小儿脾常不足，过食肥甘厚味，损伤脾胃，气机壅滞不通而致腹痛。治宜消食导滞，理气止痛。常用清胃以清肠胃积滞，通腑止痛；顺运八卦可消食化滞；清板门可清胃热，通调上下之气机；退六腑以清肠道积热。

儿童多动症

多动症是一种较常见的儿童时期行为障碍性疾病。儿童注意力缺陷多动障碍症，简称"儿童多动症"。临床以活动过多，注意力不集中，冲动任性，自我控制能力差，情绪不稳，动作不协调和伴有不同程度的学习困难，但智力正常或基本正常为主要特征。此病可能与先天禀赋不足，或后天护养不当，外伤、情志失调等因素有关。其主要病变在心、肝、脾、肾。若心气不足，心失所养可致心神失守而情绪多变，注意力不集中；肾精不足，髓海不充则脑失精明而不聪；肾阴不足，水不涵木，肝阳上亢，可有多动，易激动；脾虚失养则静谧不足，兴趣多变，言语冒失，健忘，脾虚肝旺，又加重多动与冲动之症。若脏腑阴阳失调，则产生阴失内守、阳躁于外的种种情志、动作失常的病变。本病男孩多于女孩，多见于学龄期儿童。临床上常见肝肾阴虚、痰火扰心和心脾两虚三型。

另因现代家长生活习惯认知等，想让孩子安静故总觉得孩子过于烦闹，怀疑是否"多动症"等情况不在此讨论之列。

❄ 诊断要点 ❄

- 有多动、品行障碍、精神障碍等病史及家族史。
- 症见：活动过多、注意力不集中、情绪不稳、冲动任性、自我控制能力差、动作不协调、学习困难等。
- 辅助检查：体格检查可发现动作不协调，翻身试验、对指试验、指鼻试验、指指试验可呈阳性，注意力测试常呈阳性。

❄ 治疗 ❄

（一）治疗原则

本病以调和阴阳为治疗原则，治疗以滋阴潜阳、补益心脾、清心平肝、泻火豁痰为主。

（二）辨证施治

❖ **肝肾阴虚（或阴虚阳亢）**

【症状】多动难静，急躁易怒，冲动任性，难于自控，神思涣散，注意力不集中，难以静坐，或有记忆力欠佳、学习成绩低下，或有遗尿、腰酸乏力，或有五心烦热、盗汗、大便秘结。舌质红，舌苔薄，脉细弦。

【治法】滋阴潜阳，安神益智。

【处方】揉阳池，揉二马，平肝，清天河水，捣小天心。

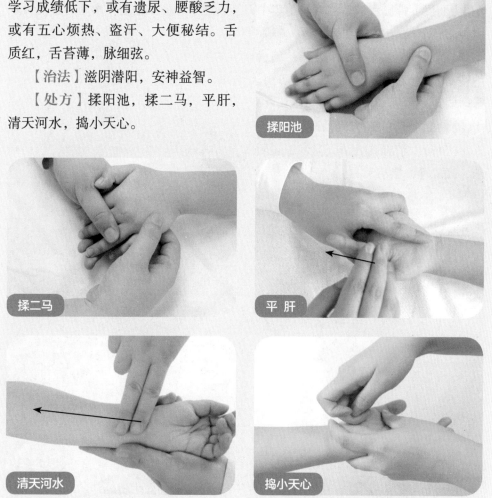

揉阳池

揉二马

平肝

清天河水

捣小天心

【方义】小儿稚阴稚阳，可因先天禀赋不足，肾阴不足，水不涵木，肝阳亢盛，肝肾阴虚而致多动。治宜滋养潜阳，安神益智平肝。在治疗上选择揉阳池、揉二马、平肝、清天河水、捣小天心为基础术式。其中，揉阳池能让脑部保持清醒，有健脑之功；揉二马能促进脑部发育，起到滋阴潜阳的作用；平肝可平肝息风；清天河水可清心除烦，镇惊安神，宣热解表；捣小天心能起到安神镇惊的作用。

❖ 心脾两虚

【症状】神思涣散，注意力不集中，神疲乏力，形体消瘦或虚胖，多动而暴躁，言语冒失，做事有头无尾，睡眠不熟，记忆力差，伴自汗盗汗，偏食纳少，面色无华。舌质淡，苔薄白，脉虚弱无力。

【治法】养心安神，健脾益气。

【处方】清补脾，清天河水，揉阳池，揉二马，捣小天心。

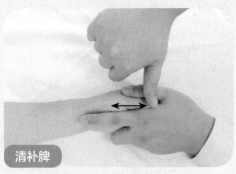
清补脾

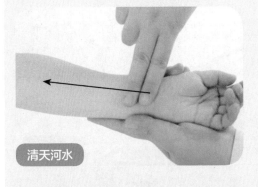
清天河水

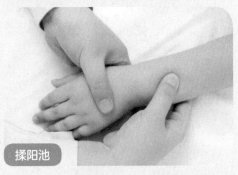
揉阳池

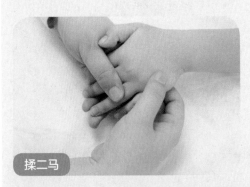
揉二马

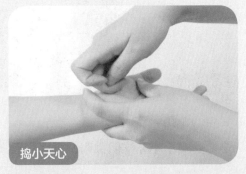
捣小天心

【方义】小儿脾常不足，若后天调护不当，则影响脾之运化，脾失濡养，血不养心；心气不足，阴血亏虚，心神失养，而致心脾两虚。治宜养心安神，健脾益气。在治疗上以清补脾、清天河水、揉阳池、揉二马、捣小天心为基础式式。其中，清补脾可健脾益气，调理中焦；清天河水可调心安神，镇惊益智；揉二马能促进脑部发育，起到滋阴潜阳、益智开慧的作用；揉阳池能让脑部保持清醒，促进大脑的发育；捣小天心可安神镇惊。

❖ 痰火扰心（或内蕴湿热）

【症状】烦躁不安，难以自控，烦闷多怒，多语谵语，口苦多痰，口渴喜饮，尿黄便干。舌质红苔黄腻，脉多滑数。

【治法】祛痰清心，平肝息风。

【处方】平肝清肺，揉二马，退六腑，揉阳池，捣小天心。

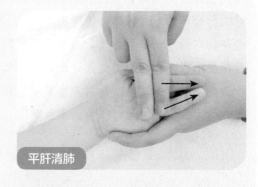
平肝清肺

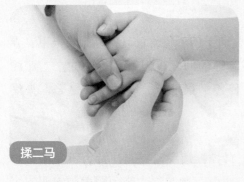
揉二马

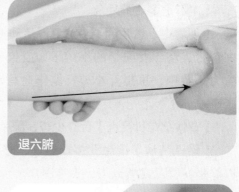
退六腑

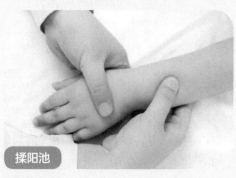
揉阳池

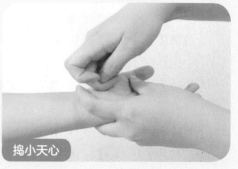
捣小天心

【方义】小儿后天调护不当，或平素喜食肥甘厚味食物，导致脾之运化失常，脾湿生痰，痰浊内郁化热，上扰神明，心神不宁，神躁智变。治宜祛痰清心，平肝息风。在治疗上以平肝清肺、揉二马、退六腑、揉阳池、捣小天心为基础术式。其中，平肝清肺可平肝息风，清肺祛痰；揉二马可滋阴柔肝；退六腑可退脏腑积热；揉阳池可开通鼻腔；捣小天心可清心安神。

【按语】推拿治疗儿童多动症确有疗效，能明显改善症状，甚至彻底治愈，但是治疗时间比较长，家长和患儿一定要坚持。三字经流派在治疗时常与脏腑点穴法相结合，有时以脏腑点穴法为主，有时以手法推拿为主。要关心体谅患儿，对其行为及学习进行耐心地帮助与训练，注意循序渐进，不责骂、不体罚，稍有进步，即给予表扬和鼓励。同时也要训练患儿有规律地生活，起床、吃饭、学习等都要形成规律，不要过于迁就。注意加强管理，及时疏导，防止攻击性、破坏性及危险性行为发生。针对儿童多动症提倡综合治疗，小儿推拿法加上中药、心理、行为管理、运动疗法等，多管齐下，效果会更快更好。

附：小儿多动症医案

赵某，男，6岁半。2011年6月13日初诊。

【主诉】多动1月余。

【现病史】患儿近1个月上课活动多，两手闲不住，如玩铅笔、咬指甲、弄书包带、玩弄女同学的小辫子，或抢答老师的问题，但答案是错的。上课注意力不集中，思想开小差。做作业写写停停，很拖拉。有时烦躁易怒，头疼腹痛。

【查体及专科检查】舌红少苔，脉弦细。

【辨证辨病】该患儿多动难静，难于自控，烦躁易怒，注意力不集中，难以静坐，学习成绩低下，头疼腹痛。舌红少苔，脉弦细。辨为阴虚阳亢所致多动症。

【西医诊断】儿童注意力缺陷多动障碍症。

【中医诊断】儿童多动症，阴虚阳亢型。

【治法】滋补肝肾，益阴潜阳，宁神益智。

【处方】揉阳池、揉二马、平肝、清天河水、捣小天心。

【复诊】6月19日：治疗6天，患儿小动作明显减少，做作业速度比先前快。

【三诊】7月14日：共推拿1个月，上课听讲注意力集中，做作业不拖拉，不玩小动作了。

多动症治愈。

【**按语**】小儿肾阴不足，水不涵木，肝阳亢盛，肝肾阴虚而致阴虚阳亢。在治疗上选择揉阳池、揉二马、平肝、清天河水、捣小天心以滋补肝肾，益阴潜阳，宁神益智。

多发性抽动症

多发性抽动症，又称小儿抽动秽语综合征，是一种慢性神经精神障碍性疾病，是指以不自主的、突然的多发性抽动及在抽动的同时伴有暴发性发声和秽语为主要表现的抽动障碍。大部分患儿于 4~12 岁之间起病。患儿常存在多种共病情况，如注意缺陷多动障碍（ADHD）、强迫障碍（OCD）、行为问题等，男童多见，常以频繁挤眼为首发症状，可出现不由自主的眼、面、口、颈、肩、腹部及四肢肌肉的快速收缩，以固定方式重复出现。甚或抽动时咽部发出异常怪声或经常口出粗言秽语。抽动症状多在精神紧张时加重，入睡后消失。抽动症的病因是多方面的，与先天禀赋不足、产伤、窒息、感受外邪、疾病影响、情志失调等因素有关。中医学认为"怪病皆为痰作祟""诸风掉眩皆属于肝"，所以不论何处抽动，皆以痰和肝论治。痰以治湿、治脾为要，风以治肝、行血为要。

本病病位主要在肝，与心、脾、肾相关。肝体阴而用阳，喜条达而主疏泄，为风木之脏，主藏血、藏魂，其声为呼，其变动为握，开窍于目，故不自主动作，如挤眼、噘嘴、皱眉、摇头、仰颈、耸肩，以及怪声秽语等，均与肝风妄动有关。临床上多见气郁化火、脾虚痰聚两型。

❧ 诊断要点 ❧

- 有产伤、窒息、感受外邪、情志失调或疾病等病因病史。
- 以频繁挤眼为首发症状，可出现不由自主的眼、面、口、颈、肩、腹部及四肢肌肉的快速收缩，以固定方式重复出现，甚或抽动时咽部发出异常怪声或经常口出粗言秽语。抽动症状多在精神紧张时加重，入睡后消失。
- 脑电图、头颅 MRI 可协助鉴诊。耶鲁综合抽动严重程度量表（YGTSS）、多发性抽动综合量表（TSGS）等检测可了解抽动病情轻重程度。

❧ 治疗 ❧

（一）治疗原则

以息风止动为基本治疗原则。根据疾病的不同阶段，分清正虚与邪实的关系。实证以平肝息风、豁痰解郁为主；虚证以滋肾补脾、柔肝息风为主；虚实夹杂治者当标本兼顾，攻补兼施。

（二）辨证施治

❖ **气郁化火**

【症状】烦躁易怒，挤眉眨眼、张口噘嘴、摇头耸肩，发作频繁，抽动有力，口出异声秽语，面红耳赤，大便秘结，小便短赤。舌质红，舌苔黄，脉弦数。

【治法】清肝泻火，息风止痉。

【处方】平肝、揉阳池、清天河水、掐五指节、捣小天心。

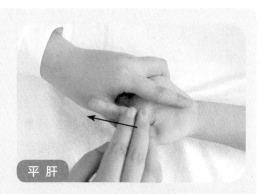
平肝

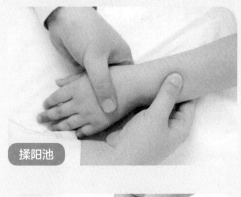
揉阳池

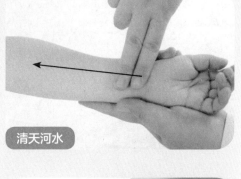
清天河水

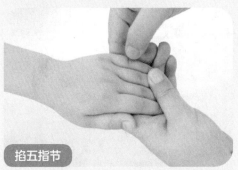
掐五指节

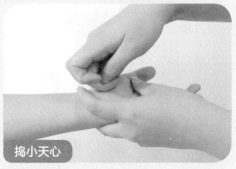
捣小天心

【方义】肝体阴而用阳，主疏泄，性喜条达。小儿肝常有余，若情志失调，气机不畅，郁久化火，引动肝风，则发为抽动。治宜清肝泻火，息风止惊。在治疗上以平肝、揉阳池、清天河水、掐五指节、捣小天心为基础术式。其中平肝可疏理肝气，发散外邪，平肝镇惊；揉阳池可升清降浊，开窍，醒脑，镇惊；清天河水可清心除烦，镇惊安神；掐五指节可镇惊安神，调和气血；捣小天心可镇惊安神，益智。也可佐以揉二马或配合脏腑点穴。

❖ 脾虚痰聚

【症状】面黄体瘦，精神不振，脾气乖戾，胸闷作咳，皱眉眨眼，嘴角、四肢、腹肌抽动，或见耸肩，低语，少言，纳少厌食。舌质淡，苔白或腻，脉沉滑或沉缓。

【治法】健脾柔肝，行气化痰。

【处方】补脾、平肝、顺运八卦、揉外劳宫、捣小天心。

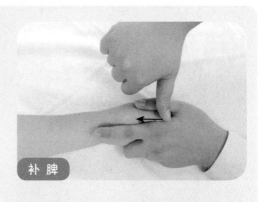

补脾

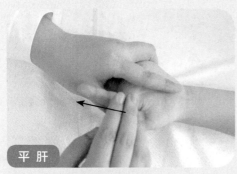

平肝

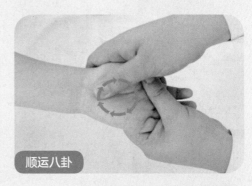

顺运八卦

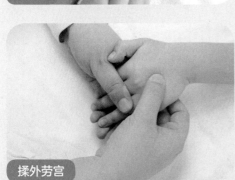

揉外劳宫

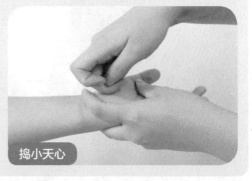

捣小天心

【方义】小儿禀赋不足，或喂养不当，或病后失养，损伤脾胃，脾虚肝旺，水湿潴留，聚液成痰，痰火扰心，蒙蔽心神，引动肝风，发为抽动。治宜健脾柔肝，行气化痰。在治疗上以补脾、平肝、顺运八卦、揉外劳宫、捣小天心为基础式。其中，补脾可健脾益气，调理中焦；平肝可疏肝理气，发散外邪，平肝镇惊；顺运八卦可行气宽中，利膈消滞；揉外劳营可温里祛寒；捣小天心可镇惊安神，益智。

附：小儿抽动症医案

陈某，男，11 岁，2019 年 4 月 28 日初诊。

【主诉】抽动 1 年。

【现病史】母亲发现有抽动症，肩颈易抽动，同时伴过敏性鼻炎近 1 年（西医检查为尘螨过敏）。现症：睡觉不好，梦多，夜间常醒，梦呓，夜汗多，低语，面诊时紧张，不由自主耸肩，挤眼及左右晃头，鼻干，微黄，纳食一般。

【查体及专科检查】舌尖红，舌苔白腻，脉浮滑。

【辅助检查】无。

【辨证辨病】该患儿不由自主耸肩，挤眼及左右晃头，容易紧张，睡觉不好，梦多，夜间常醒，梦呓，夜汗多，低语，鼻干，微黄，纳食一般，舌尖红，舌苔白腻，脉浮滑。证属脾虚痰聚证。

【西医诊断】多发性抽动症。

【中医诊断】抽搐。

【治法】健脾柔肝，行气化痰

【处方】补脾、平肝清肺，揉二马、顺运八卦、捣小天心。

【复诊】6 月 2 日诊：前后推拿 30 余次，中间出现过发热，又改方退热；鼻炎，又按鼻炎辨证推拿；咳嗽按咳嗽辨证推拿。

11 月 1 日诊：前后治疗近半年，孩子基本不再有耸肩动作。

【按语】《兰室秘藏·小儿门》云："风木旺必克脾胃，当先实其土，后泻其木。"小儿脾常不足、肝常有余，长期过敏性鼻炎，为肺脾气虚，痰湿内生，阻遏经络，引动肝风而抽动。常选补脾、平肝清肺、揉二马、顺运八卦、捣小天心以健脾柔肝，行气化痰。治疗期间比较重要的是经过与家长对话，发现母亲较为强势，对孩子要求比较高。把孩子叫离诊室，与母亲单独谈话，建议母亲调整对孩子的方式，母亲表示同意。母亲半年后也对自己的家庭氛围表示满意。情绪治疗也是抽动症治疗中的要点。因孩子年龄比较大，上学时间紧，推拿间隔比较长。

新生儿不乳

新生儿不乳是指初生婴儿一天以上不能吮乳的证候。婴儿出生一天以内，即有吮乳的能力，这种能力是婴儿天然的本能。如果婴儿出生后一天以上（12~24 小时以后）不能吮乳者，则为病态，必须及时治疗，否则将会影响婴儿的生命。其病因有三：元气虚弱，无力吮吸多为虚证；胎粪不下，秽热郁积，气机不畅而致实证；脾胃虚寒，产时受凉而致寒证。治法有补虚、泻实、温中散寒之别。

诊断要点

● 新生儿出生 12 小时以上不能吮乳。

● 检查新生儿发育是否正常，重要器官有无畸形。

治疗

（一）治疗原则

根据疾病的虚实不同，有不同的治疗原则，首先要分清正邪虚实。实证以消积导滞为主；虚证以培补元气、温中散寒为主。

（二）辨证施治

❖ 虚证

【症状】气息微弱，哭声低微，吮乳无力或不能吸吮，四肢不温，形弱神萎，面白唇淡。

【治法】培补元气。

【处方】推三关，揉二马。

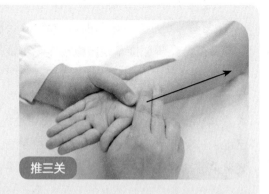
推三关

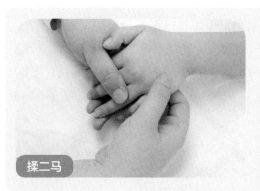

揉二马

【方义】本证多见于早产儿，肾气不足则气息微弱，哭声低微；同时元气的温煦功能不足，以致四肢不温，形弱神痿。治以培补元气。推三关可大补元气回阳生热；揉二马可培补元气，补肾阴壮肾阳，增强生活能力。

❖ 实证

【症状】呕吐不乳，胸腹胀满，啼哭声粗，烦躁不宁，大便不通，胎粪不下，小便短赤。舌红苔黄腻。

【治法】清热通便。

【处方】顺运八卦，清胃，清天河水，摩腹，下推七节骨。

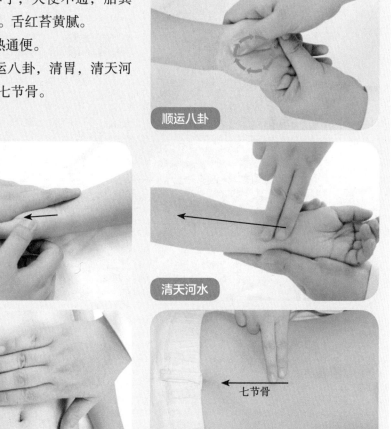

顺运八卦

清胃

清天河水

摩腹

七节骨

下推七节骨

【方义】患儿胎粪不下，肠道秽热郁积，因而气机不畅，上逆则呕吐不乳，郁滞则胸腹胀满。治以清热通便。肠腑以通为顺，故以顺运八卦开胸理气，行滞消胀；清胃和胃逐秽，降逆止呕；清天河水清热除烦；摩腹行气导滞通便；下推七节骨清肠中热结，通腑排便。

❖ 寒证

【症状】生后不乳，面色青白，口鼻气冷或冷汗自出，唇舌色淡，啼哭绵绵不休，口吐白沫或肢冷便溏。

【治法】温中散寒，健脾行气。

【处方】揉外劳宫，补脾，顺运八卦。

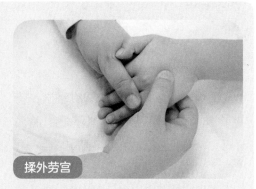

揉外劳宫

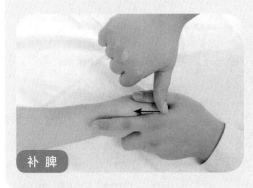

补　脾

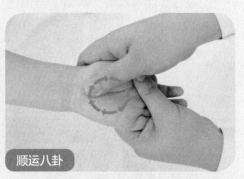

顺运八卦

【临证加减】肢冷便溏，加推上三关。

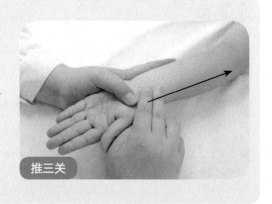

推三关

【**方义**】脾胃虚寒或脾胃中寒，导致不乳，同时伴有面色青白、口鼻气冷等寒象。治以温中散寒。揉外劳宫可温中散寒；补脾可补中益气健脾；顺运八卦可理气和血。

【**按语**】孕母应合理饮食，不可恣食生冷，以免胎中受寒；做好胎前检查，防止难产、早产、羊水吸入等情况发生；注意新生儿保暖。

新生儿黄疸

新生儿黄疸是指新生儿出生后，全身皮肤、黏膜及巩膜出现黄疸颜色的证候。中医认为其多与胎孕因素有关，故又称为"胎黄"或"胎疸"。病名首见于《诸病源候论·胎疸候》："小儿在胎，其母脏气有热，熏蒸于胎，至生下小儿，体皆黄，谓之胎疸也。"元代《活幼心书》始称"胎黄"。黄疸有生理性和病理性之分，一般起于生后2~4天，经1周左右即自行消退者，称之为生理性黄疸，不需要治疗；若黄疸超过7~10天，并日渐加深或兼有其他症状者，则为病理性黄疸。病理性黄疸包括西医学的溶血性黄疸、肝细胞性黄疸、阻塞性黄疸等。其病因与湿热邪毒内郁，致肝胆疏泄障碍，胆汁外溢有关。临证多有湿热熏蒸、寒湿阻滞之分，分别治以清热、利湿、解毒。

诊断要点

● 黄疸出现早（出生后24小时内）、发展快，黄色明显，也可消退后再次出现；或黄疸出现迟，持续不退，日渐加重，查体可见肝脾肿大，精神倦怠，不欲吮乳，大便或呈灰白色。

● 血清胆红素显著升高。尿胆红素阳性，尿胆原试验阳性或阴性。母子血型测定，可排除因ABO或Rh血型不合引起的溶血性黄疸。肝炎综合征应做肝炎相关抗原抗体检查。

治疗

（一）治疗原则

生理性黄疸可自行消退，病理性黄疸以利湿退黄为基本治疗原则，初生儿脾胃薄弱，治疗中需注意加强脾胃功能。

（二）辨证施治

❖ 湿热发黄（阳黄）

【症状】皮肤面目发黄，颜色鲜明或有发热，小便深黄，大便秘结。舌苔黄腻，指纹紫。

【治法】清热利湿。

【处方】清补脾，平肝，清胃，清天河水。

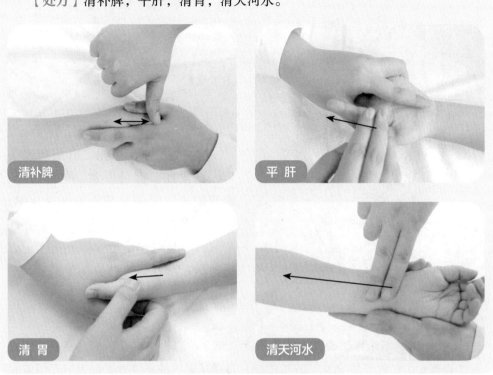

【方义】湿热蕴结脾胃，肝胆疏泄失常，则面目发黄，颜色鲜明；湿热瘀结则大便秘结，小便深黄。治以清热利湿。清补脾、清胃可健脾助运，清化湿热；平肝以疏肝利胆退黄；清天河水使湿热由小便而出。

❖ 寒湿发黄（阴黄）

【症状】皮肤、面目发黄，颜色晦暗，神疲身倦，四肢欠温，大便溏薄灰白。苔白腻或白滑，指纹淡红。

【治法】温中健脾化湿。

【处方】揉外劳宫，清补脾，平肝，揉二马。

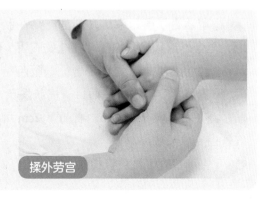

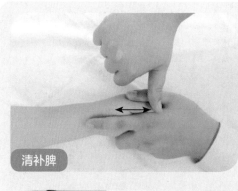

清补脾

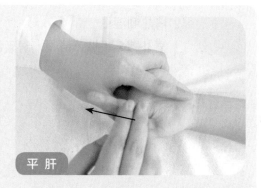

平肝

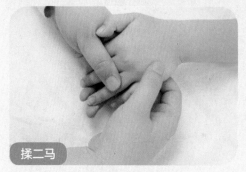

揉二马

【方义】寒湿内阻，肝胆疏泄失常，则皮肤、面目发黄，色泽晦暗；脾肾阳虚，温煦失职，则纳呆神疲、四肢欠温。治以温中健脾化湿。揉外劳宫、二马可温中健脾，补火生土以助脾运；清补脾可健脾化湿退黄；平肝可疏肝利胆退黄。

【按语】孕期注意饮食卫生，忌酒及辛辣之品。避免感染，有肝炎者应积极治疗。新生儿注意预防皮肤、脐部感染，密切观察皮肤黄疸情况，及时了解黄疸出现及消退时间，及早发现，及时处理。关注宝妈怀孕及生产和当下的饮食、情绪。注意观察胎黄婴儿的全身证候，有无精神萎靡、嗜睡、吸吮困难、惊惕不安、两目直视、四肢强直或抽搐，以便对重症患儿及早发现和治疗。

附：新生儿黄疸医案

张某，男，44天，2016年4月6日初诊。

【主诉】黄疸不退41天。

【现病史】患儿系足月剖宫产第一胎，出生体重2700g。出生后3天出现黄疸，至今不退且日渐加深。伴吐奶腹泻，惊悸，啼哭不眠。在青岛医学院附属医院诊断为新生儿胆汁淤积综合征。服西药无效，遂来就诊。

【查体及专科检查】面目、皮肤发黄，颜色鲜明如橘皮，腹胀如鼓，腹壁青筋暴露。肝剑突下2.5cm、右肋下2cm可及，质软。脾左肋下1.5cm，质软。舌红苔白，脉细数。

【辅助检查】血黄疸指数35mg/dL，血红蛋白85g/L。

【辨证辨病】面目发黄，色泽鲜明，一般为阳黄。患儿吐奶腹泻，哭声响亮而寐欠安，诊为湿热所致。

【西医诊断】新生儿黄疸。

【中医诊断】胎黄，阳黄证。

【治法】清热利湿退黄。

【处方】顺运八卦，清补脾，退六腑，清大肠。

【复诊】推拿2次疗效显著，吃奶不吐，昼夜安睡不啼，大便日3次。后改用以下处方：清补脾，顺运内八卦，清天河水，平肝。推拿3次，腹胀明显消减，黄疸大退。

共推拿10次，黄疸全消，食眠正常。肝剑突下1.5cm，脾肋下可及、质软。体重增长0.5kg。血黄疸指数8mg/dL，告痊愈。

半年后复查，患儿面色红润，精神活泼，纳眠二便皆正常。生长发育很快，9个月时体重9.5kg。

【按语】热为阳邪，故黄色鲜明如橘皮，属于阳黄。新生儿黄疸一般分为生理性和病理性两种。病理性黄疸出现早、发展快、程度重、消退迟；生理性黄疸大多出生2~3天后出现，7~9天消退，小儿一般情况良好。本证患儿因黄疸消退过慢就诊，确诊为新生儿胆汁淤积综合征，治以清热利湿退黄，予顺运八卦、清补脾、退六腑、清大肠，清补脾健脾助运，运内八卦理气化湿，退六腑、清大肠清泻内热。后因内热渐轻，改为清补脾、顺运内八卦、清天河水、平肝，减轻清热力量，以疏肝利胆退黄为主。

新生儿吐乳

新生儿如果偶然作吐，量不多，不为病态，多因喂乳过多或哺乳方法不当引起。若呕吐不止或进乳即吐，则为初生吐乳症，须分辨病因治之。有因胎内受热或出生时拭口不净，秽恶下咽停留胃内或哺乳无节，伤乳停滞引起热吐；有因胎内受寒或产时感受风寒而致寒吐；也有幽门先天发育不良引起的呕吐。

诊断要点

- 有乳食不节、饮食不洁、感受风寒等病史。
- 主症见呕吐、不思饮食，脘腹不适或疼痛。
- 血常规、电解质、尿常规以及腹部 X 线、B 超等检查可辅助诊断。

治疗

（一）治疗原则

在治则上以和胃降逆为主，同时应以寒者热之、热者寒之为基本原则。

（二）辨证施治

❖ 热吐

【症状】呕吐乳瓣酸腐，口中气热，不思吮乳，脘腹胀满，烦躁啼哭，大便酸腐或二便秘涩。舌苔白厚，指纹紫滞。

【治法】清热和胃止吐。

【处方】顺运八卦，清胃，退六腑。

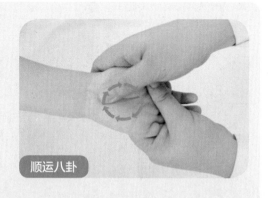

顺运八卦

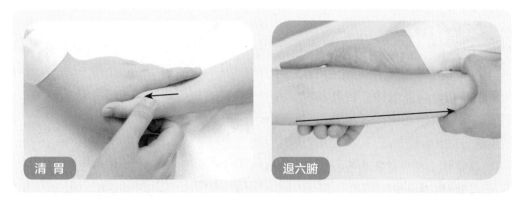

| 清 胃 | 退六腑 |

【临证加减】伤乳轻症，去退六腑，加清天河水。腹胀重，加推四横纹。胎粪不下，加清大肠。夹惊，加平肝。

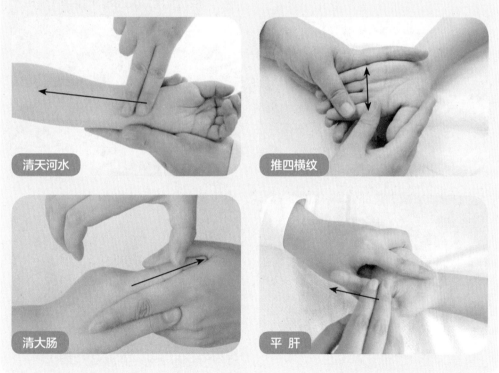

| 清天河水 | 推四横纹 |
| 清大肠 | 平 肝 |

【方义】胃热气逆，而呕吐频繁，胃中未消化食物夹腐浊之气上逆，则呕吐乳瓣酸腐，同时有口中气热、烦躁啼哭、大便酸腐等热象。治以清热和胃止吐。顺运八卦配清胃可理气和胃，降逆止呕；退六腑可清热导滞通便。

❖ 寒吐

【症状】呕吐乳汁或黏液清水，伴面色青白，口鼻气冷，四肢发凉，曲腰而啼或大便稀溏。舌淡苔白，指纹淡隐。

【治法】温中散寒止吐。

【处方】揉外劳宫，清胃，顺运八卦。

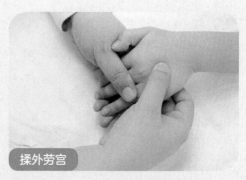

揉外劳宫

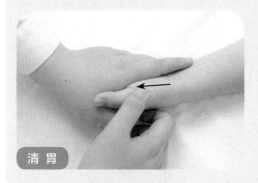

清 胃

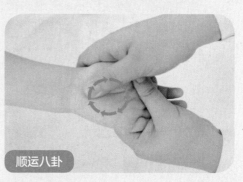

顺运八卦

【临证加减】腹部受寒，加揉一窝风。食少便溏，加清补脾。

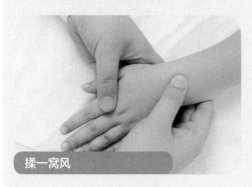

揉一窝风

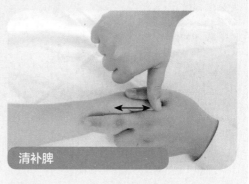

清补脾

【方义】因素体脾胃虚寒而致呕吐，呕吐物多为不消化乳汁或清稀痰水，同时因脾阳不足出现面色青白、口鼻气冷、四肢发凉等虚寒之象。治以温中散寒止吐。外劳宫可温中散寒；顺运八卦配清胃可理气和胃，降逆止呕。

【按语】哺乳时，应采取前倾俯卧位，以稠厚饮食为主，采用少量多餐的喂养方法，以减轻呕吐。哺乳后将婴儿抱起，伏在母肩上，轻轻拍背，使吸进去的空气排出来。如果情况严重，建议到医院就诊，在临床医生指导下进行调理治疗。

吐舌
弄舌

吐舌、弄舌是小儿时期常见的口腔舌部疾患。吐舌是指患儿将舌伸出口外，缓缓收回或探出不收。弄舌是指将舌时收时露，频频玩弄的一种症状。这些情况在婴幼儿中时有发生。因将舌上下左右伸缩不停，状如蛇舐，故又称"蛇丝风"，多因心脾二经积热所致。《素问·阴阳应象大论篇》云："心主舌，在窍为舌。"故心经有热，必舌干涩不舒，时时摇动以津液缓之。脾开窍于口，舌为心之苗，若心脾蕴热，热邪循经上炎则易患此病。若重病出现吐舌、弄舌，则为心脾亏损，气血衰败之象，预后可能欠佳。至于先天愚型痴呆的小儿，也可见类似表现，不属本病范畴，不可混淆。

——◁❄ 诊断要点 ❄▷——

● 频频有舌体伸长弛缓，出口外而不收；或舌体微出口外，立即收回口内，或舌舐唇上下及口角左右的症状。

——◁❄ 治疗 ❄▷——

（一）治疗原则

以清热息风为基本治疗原则。实证以清心泻脾为主；虚证以引火归原为主。

（二）辨证施治

❖ 心脾积热

【症状】小儿吐舌、弄舌，伴有发热面赤，烦躁，口渴引饮，小便短赤，大便臭秽。舌红脉数，指纹紫。
【治法】清心泻脾。
【处方】清脾胃，清天河水。

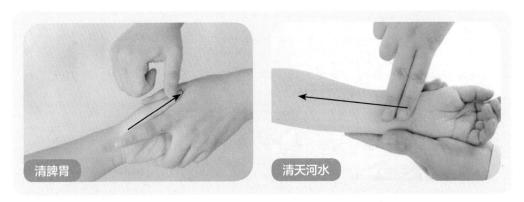

【临证加减】烦躁发惊，加捣小天心、平肝、掐五指节。尿短赤，加清小肠。

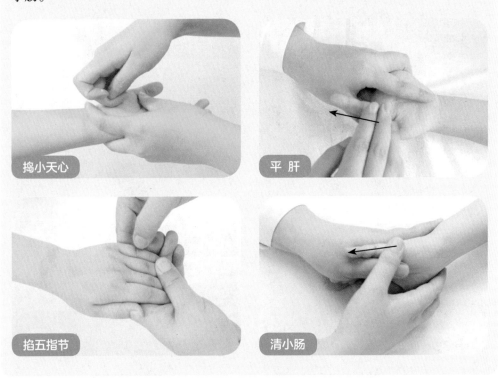

【方义】若心脾蕴热，热性上炎，热邪循经而上则易患此病，同时可见发热面赤、烦躁、口渴引饮、大便臭秽等实热之症。治以清心泻脾。清脾胃可泻脾火，清胃热；清天河水可清心火，利小便，安神志。

❖ 虚火上炎

【症状】烦躁，盗汗，手足心热，口干咽燥，时常吐舌、弄舌。舌尖红，少苔，脉细数。

【治法】引火归原。

【处方】清补脾，清天河水，揉二马，推涌泉。

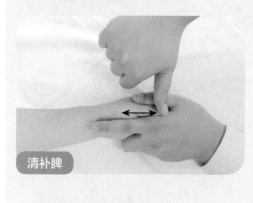

清补脾

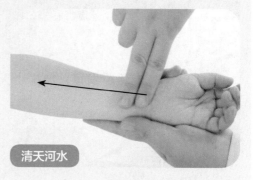

清天河水

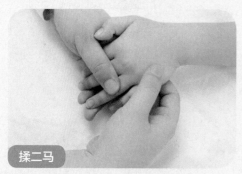

揉二马

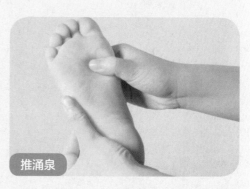

推涌泉

【临证加减】烦躁易惊，加捣小天心。

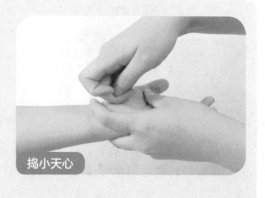

捣小天心

【方义】多见于先天脾肾不足，或热病后期阴伤未复者，虚火上炎以致吐弄舌，同时可见烦躁、盗汗、手足心热、口干咽燥等阴虚内热之象。治以引火归原。清补脾可健脾助运，增加运化，调和气血；清天河水、揉二马可壮水制火，清泄虚热；推涌泉可引火归原。

【按语】吐舌、弄舌常常也是惊风的先兆症状。因热盛生风，肝风内动，故有玩弄舌头或吐舌之"风象"先露，应引起警惕。

小儿疝气

凡是腹部脏器，经腹壁薄弱或缺损处向体表突出者，统称为"疝"。这里主要论述的是小儿常见的"狐疝"，多因先天不足，中气下陷，或久坐湿地，寒凝肝脉所致。当疝气发生时，在腹股沟一侧或两侧，有光滑整齐、稍带弹性的肿物突出或进入阴囊。疝内容物容易因站立、行走、哭泣、咳嗽、便秘等因素而突出，突出后也易复位；轻者无明显不适，重者可有少腹疼痛、阴囊坠胀不适等症状。临床常见气虚下陷和寒凝气滞二型。

诊断要点

● 多见于 5 岁以下小儿。

● 患部有肿物突起，按之柔软。若嘱患者咳嗽，按肿物处有冲击感；肿物卧则入腹，立则复出。

肿物日渐增大，甚至患侧阴囊亦同时肿胀下坠，以致行走不便，并有坠重感觉。有的在平卧或用手推后可以回复，有的仅能部分回纳，此时伴有少腹阴囊牵痛。

嵌闭和绞窄时肿物不能回复，患者咳嗽时手按肿物处无冲击感，局部紧张、压痛明显，可伴有恶心呕吐，少腹剧痛，大便不能，肢冷汗出，脉沉迟等症。

治疗

（一）治疗原则

以理气为基本治疗原则。

（二）辨证施治

❖ 气虚下陷型

【症状】肿物坠胀，易下难上，气短乏力，食少腹胀，面色无华。舌淡苔薄白，脉细弱。

【治法】补中益气。

【处方】平肝，补脾，二马；或独揉二马40分钟，久推以得效。

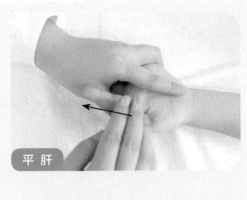

平肝

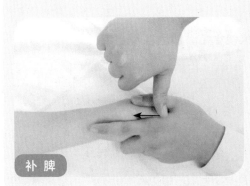

补脾

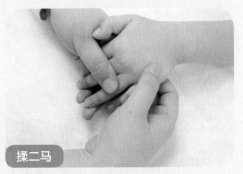

揉二马

【方义】该型由先天禀赋不足，后天脾失健运，中气虚弱，气虚下陷，提举无力所致，同时伴有气短乏力，食少腹胀，面色无华等脾虚症状。治以补中益气。平肝可疏肝理气；揉二马可温肾阳、益脾肾；补脾可健脾益气、调理中焦。

❖ 寒凝气滞型

【症状】腹股沟处肿物突起，大小不定，冷胀坠痛，遇寒加重。舌淡苔白，脉沉紧。

【治法】行气止痛。

【处方】平肝，顺运八卦，揉外劳宫。

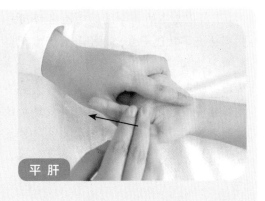

平肝

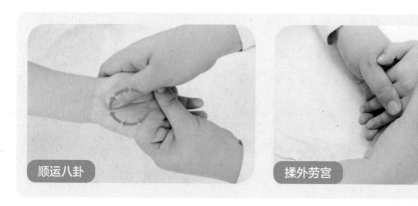

顺运八卦　揉外劳宫

【临证加减】有虚热，加清天河水。大便干结，加运水入土。

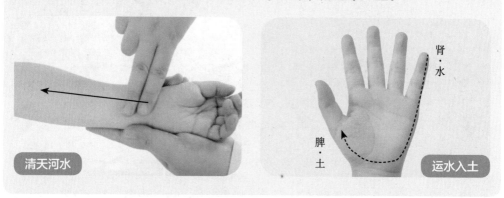

清天河水　运水入土

肾·水
脾·土

【方义】素有脾胃虚弱，或病后中气不足，脾虚气滞，以致疝气，同时伴有冷胀坠痛、遇寒加重等虚寒之象。治以行气止痛。平肝可疏肝理气；揉外劳宫可温里祛寒；顺运八卦可行气宽中、利膈消滞。

【按语】本病多与气的功能密切相关。气郁宜疏，气滞宜破，气虚宜补。气的固摄托举功能不力，才会导致器官下陷，故要注重气的养护。小儿疝气患者应尽量避免和减少哭闹、咳嗽、便秘、生气、剧烈运动等。尽量减少奔跑与久立、久蹲，适时注意平躺休息。坠下时，用手轻轻将疝气推回腹腔。疝气患儿应适当增加营养，平时可吃一些具有补气功效的食物，如扁豆、山药、莲子等。尽管此法的有效率较高，但仍有部分患儿随着拖延和发展，疝气包块逐渐增大，给治疗带来难度，且腹股沟疝气容易发生嵌顿，所以应尽早接受正规治疗。

鞘膜积液

鞘膜积液属中医"水疝"范畴，因阴囊肿大如水晶状而得名，是小儿阴囊部常见的疾患之一，常出现单侧或双侧阴囊逐渐肿大，肿物可呈卵圆形或梨形，触之有弹性和囊性感，如水样半透明，一般不疼痛，也可有坠胀不适。透光实验：用手电筒照射肿物有透明感，此为重要的诊断依据。小儿的鞘膜积液大多与先天因素有关，从生理解剖来看，如果出生后腹膜鞘突发生部分闭塞或不完全闭塞，形成一个细小管道与腹膜相通，腹腔液体通过细小管道流出便形成鞘膜积液。中医认为，此病多因先天肾气不足，气化不利，水液下注；或因睾丸外伤，血瘀阻络；或寒滞肝脉，气机不畅，寒湿凝滞阴囊而成。具体治法则根据寒热虚实及病机的转化而分别施治。临床上常见脾湿饮停、肾虚水滞两型。

◈ 诊断要点 ◈

- 阴囊肿大，多呈卵圆形或梨形。
- 阴囊内肿物表面光滑，无压痛，有囊性感。
- 透光试验阳性。

◈ 治疗 ◈

（一）治疗原则

以健脾肾、利水湿为基本治疗原则。

（二）辨证施治

❖ **脾虚饮停**

【症状】阴囊逐渐肿大，状如水晶，不红不热，触之有囊性感，电筒照射肿物见透明状，可伴纳呆，嗜睡，夜间不安，哭闹。舌淡苔薄白，或白腻苔，指纹红紫或深紫。

【治法】健脾理气，利水除湿。

【处方】揉二马，补脾，平肝，清补大肠。

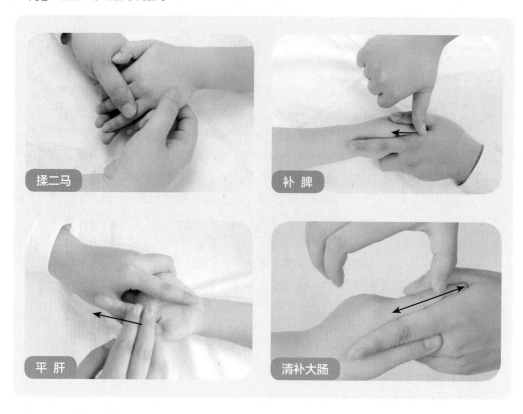

揉二马　　补脾

平肝　　清补大肠

【临证加减】运水化痰除湿、调和脾胃，可加顺运八卦。

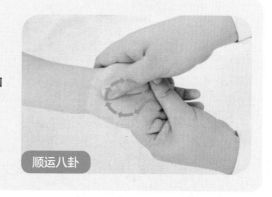

顺运八卦

【方义】由于脾失健运，饮食不化，水湿郁内，痰浊内生，气凝滞阴囊而成水疝，同时有纳呆、嗜睡等脾虚之象。治以健脾理气，利水除湿。揉二马可温肾化气，利水消肿；补脾可益气健脾，化湿消肿；平肝可疏肝理气，通络散结；清补大肠可疏利气机，令湿邪由大便而去。

❖ 肾虚水滞

【症状】阴囊肿胀，日久不消，阴囊及小腹偏凉，面色㿠白，发黄或疏少，口唇青，溲清便溏。舌淡，苔白，脉弱无力。

【治法】补肾化湿，理气行水。

【处方】补脾，揉二马，补肾，清小肠。

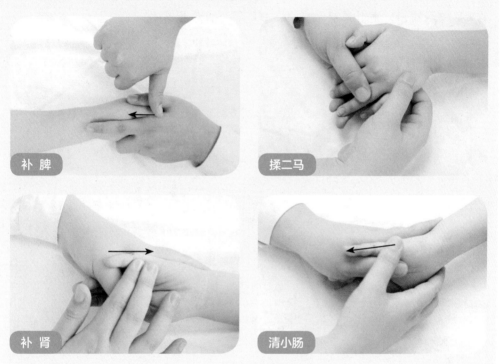

补 脾

揉二马

补 肾

清小肠

【临证加减】睡眠不佳时，加捣小天心。脾肾同虚时，加捏脊。

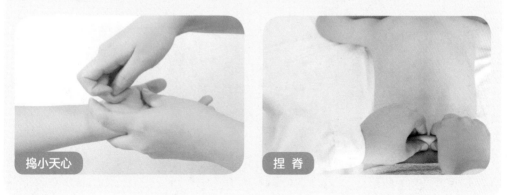

捣小天心

捏 脊

【方义】肾主水，肾气衰则水液运行无力，从而导致水液下注，犯溢阴囊。面色㿠白，口唇青，溲清便溏均为肾虚之象。治以补肾化湿，理气行水。补脾可补肾、健运脾胃、补益脾肾；清小肠可利水除湿；揉二马可滋补先天不足之精。

【按语】鞘膜积液患儿治疗期间要减少活动，平时进食要定时定量，吃易消化的食物，减轻胃肠的负担，但营养一定要全面，高蛋白、高维生素、低脂低盐饮食，辛辣刺激、肥甘厚腻、烧烤、腌制等食物尽量不吃。

脱肛

小儿脱肛是指发生于小儿的，以肛管、直肠或直肠黏膜向外翻出，脱垂于肛门外的一种症状，多见于 3 岁以下的儿童。由于儿童骶弯度未成形，直肠呈垂直位，支持直肠的组织又较薄弱，所以当腹腔内压增加时，直肠没有骶骨和周围组织的有效支持，易于向下滑动，发生脱肛。

中医认为脱肛的发生是因小儿先天不足，或病后体弱，或腹泻日久，耗伤正气，气虚陷下，升摄无力，导致直肠脱垂。也有因湿热下注，气滞不宣，排便困难迫肛外脱者。

诊断要点

● 排便或努挣时，直肠黏膜脱出、色淡红、质软，便后能自行回纳。
肛门坠胀，并有潮湿、瘙痒感。
● 起病缓慢，病程较长。

治疗

（一）治疗原则

以提升固脱为基本治疗原则。虚证以益气固脱为主；实证以清热固脱为主。

（二）辨证施治

❖ 气虚脱肛

【症状】初起时，脱出的直肠色淡红，不痛不肿，能自行收回。日久，不易自行还纳，肿痛不甚。面色苍白或萎黄，形体消瘦，精神萎靡，神疲乏力，肢体欠温，自汗出。舌质淡，苔薄白，脉细弱，指纹色淡。
【治法】益气固脱。
【处方】揉外劳宫，补脾，清补大肠，上推七节骨。

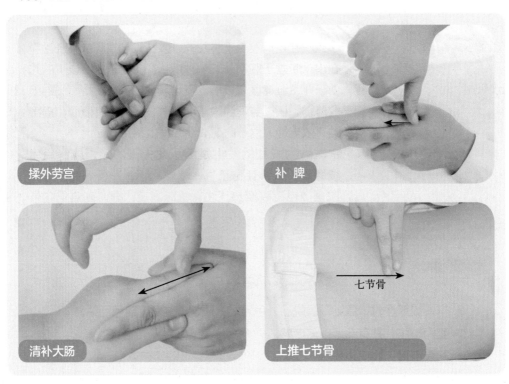

【临证加减】大便干，加运水入土。食欲不振改补脾为清补脾。

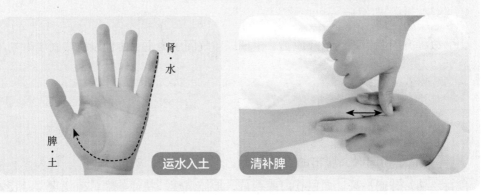

【方义】婴幼儿气血未旺，中气不足，以致气虚下陷，不能摄纳升提，肛门松弛，直肠移位而脱出肛外而成脱肛，同时可见面色苍白或萎黄，形体消瘦，神疲乏力，自汗等气虚表现。治以益气固脱。揉外劳宫、补脾可补中益气，升阳举陷；清补大肠、上推七节骨可调理大肠功能，涩肠固脱。

❖ 湿热脱肛

【症状】肛门脱出不易收回，时红肿疼痛作痒，伴少量鲜红色渗出液，或下痢脓血，大便干结，小便短赤，便时需用力努迫，患儿常哭闹不安。舌质红，苔黄腻，脉滑实，指纹色紫。

【治法】清热利湿。

【处方】清大肠，运水入土，上推七节骨，退六腑。

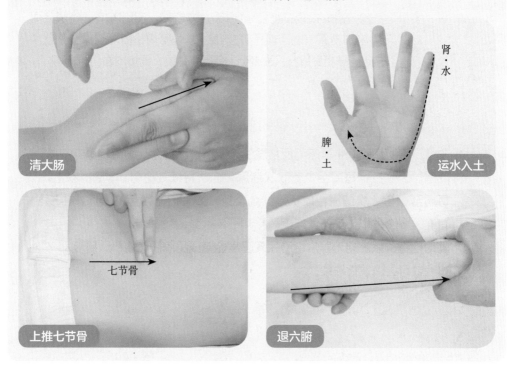

清大肠　　运水入土　　上推七节骨　　退六腑

【方义】幼儿中气不足，脾虚失运，湿邪内蕴，郁久化热，趋下而见脱肛，同时可见大便干结、小便短赤等湿热之象。治以清热利湿。运水入土可补肾健脾；上推七节骨、退六腑可清脏腑之实热，消积导滞。

【按语】加强患儿的肛门护理和清洁。每次大便后用温水先清洗肛门，并及时将脱出的直肠揉托复位，复位后用棉布等压住肛门。大便时间不能太长，更不要久坐。对营养不良、身体虚弱的患儿要给予充足的营养食物，以增加营养，增强肛周肌肉收缩力。鼓励患儿做提肛锻炼。对于便秘、腹泻或咳嗽引起的脱肛，应进行有针对性的治疗。

遗尿

遗尿又称尿床，是指3周岁以上的小儿睡中小便自遗，醒后方觉的一种病症。本病多见于10岁以下的儿童，重者一夜数次，轻者数夜一次。多因肾气不足，下元虚冷，膀胱不约或病后体虚、肺脾气虚不摄所致。本病多数病程长，反复发作，故应积极治疗，以免影响小儿心身健康。此病不仅需正规治疗，家长的护理和平时的育儿方法也应有改变则为最佳。3岁以内的婴幼儿，由于脑髓未充，智力未健，尚未养成正常的排尿习惯，或白天过度玩耍，酣睡不醒，偶尔尿床者则不属病态。现代研究通过X线影像诊断发现，部分遗尿患儿与隐性脊柱裂或骶骨裂孔等有关，此类不在讨论范围。

诊断要点

● 主症：不能从睡眠中醒来而反复发生无意识排尿行为；睡眠较深，不易唤醒。3~5岁，每周至少有5次遗尿，症状持续3个月；5周岁以上，每周至少有2次遗尿，症状持续3个月，或者自出生后持续尿床，没有连续6个月以上的不尿床期。

● 辅助检查：尿常规无异常，泌尿系超声检查或见膀胱容量小，腰骶部X线片或可见隐性脊柱裂。

治疗

（一）治疗原则

本病寒多热少，故以温补下元、固摄膀胱为基本治则，下元虚寒者尤重温肾固涩，脾肺气虚者需益气健脾，心肝火旺者当清心泻肝止遗。

（二）辨证施治

❖ 下元虚冷型

【症状】睡中常遗，可达数次，沉睡不知，不易叫醒，小便清长，面色少华苍白，神疲乏力，有时智力较同龄儿稍差，肢冷畏寒。舌淡，苔白滑，脉沉迟无力。

【治法】温肾固涩。

【处方】揉二马，补肾，运水入土，平肝。

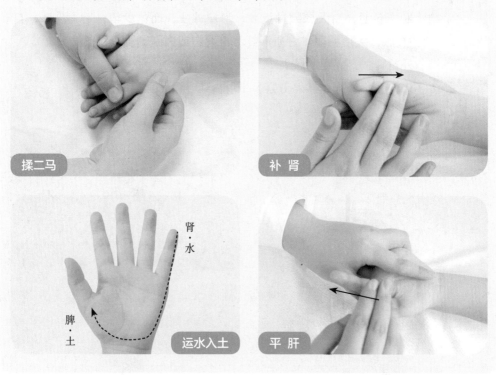

【临证加减】若有余热或虚热，加清天河水。

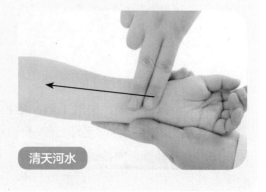

清天河水

【方义】肾气虚弱，膀胱虚冷，不能制约，则睡中常常遗尿，同时肾阳不足会出现面色少华苍白、神疲乏力之症。治以温肾固涩。揉二马、补肾可益气温肾，固涩下元；运水入土可健脾助运，调节水分代谢；平肝可疏肝健脾，增强中气。

❖ 肺脾气虚型

【症状】寐中多遗，白天尿频且量多，形瘦神疲，面色少华，乏力易感，自汗盗汗，纳差腹胀，大便溏薄。舌质淡红，苔薄白或白腻，脉细沉无力。

【治法】补益脾肺，固涩膀胱。

【处方】清补脾，补肺，揉外劳宫，平肝。

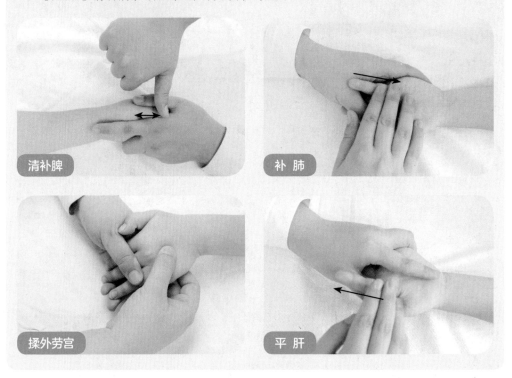

清补脾

补 肺

揉外劳宫

平 肝

【方义】脾肺气虚，中气下陷，膀胱失约，故小便自遗；同时气虚不能固表，因而乏力易感，自汗盗汗；脾肺气虚致输化无权，出现面色少华，大便溏薄。治以补益脾肺，固涩膀胱。清补脾、补肺可健脾益气缩泉；揉外劳宫可温阳补中，益气固涩；平肝可疏肝健脾，增强中气。

❖ 心肝火旺型

【症状】寐中遗尿，量少色黄，尿味腥臊。平素急躁易怒，寐不安宁，烦躁叫扰，白天尿频，小便短赤。舌红，苔薄黄或腻。

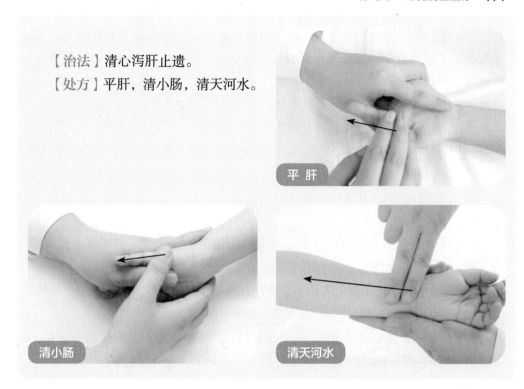

【治法】清心泻肝止遗。

【处方】平肝，清小肠，清天河水。

平肝

清小肠

清天河水

【临证加减】夜卧不宁、梦中磨牙，加清胃、捣小天心。

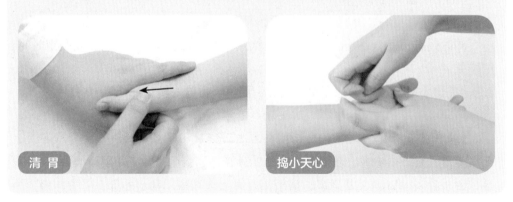

清胃

捣小天心

【方义】湿热内蕴，郁于肝胆，下迫膀胱，郁而化火，故睡中遗尿，量少色黄；同时心肝火盛，因而急躁易怒，寐不安宁。治以清心泻肝止遗。平肝可疏肝健脾，增强中气；清小肠、清天河水可清心经之热，使湿热从小便而解。

【按语】勿使患儿白天玩耍过度，睡前饮水太多；每晚按时唤醒幼儿排尿，逐渐养成自控的排尿习惯；夜间尿湿后及时更换被褥，保持干燥及外阴部清洁；晚餐少进稀饭、汤水，睡前尽量不饮水，中药汤剂也不要在晚间服；培养良好习惯的同时不可羞辱、打骂患儿，以免因心理因素而加重病情；积极寻找病因进行对症治疗。家长不要当成负担过分关注。

附：小儿遗尿医案

高某，男，6岁，2014年3月6日初诊。

【主诉】遗尿1年余。

【现病史】患儿1年来，每夜必遗尿，小便清长，沉睡不易叫醒。体弱羸瘦，懒动食少，四肢不温，手脚常年发凉怕冷，纳少，大便软。

【查体及专科检查】面色苍白、无血色，舌淡少苔，脉沉无力。

【辅助检查】无。

【辨证辨病】该患儿小便清长，四肢不温，畏寒肢冷，兼大便软，证属阳虚，同时舌淡脉弱，亦属阳虚，脉证对应，可辨为下元虚冷型遗尿。

【西医诊断】单纯性遗尿。

【中医诊断】遗尿，下元虚冷型。

【治法】温肾固涩。

【处方】揉二马，补肾，运水入土，平肝。

同时嘱家长夜间入睡前2小时禁止饮水和食用含水量高的食物，夜间定时叫醒排尿。

【复诊】3月10日：遗尿次数减少，面色、舌脉好转，加补脾10分钟。

推拿1周后，该周只遗尿1次，效不更方，守上穴推拿治疗3周而愈。

【按语】肾为先天之本，司二便，若先天禀赋不足或后天失养，肾气不足，无以温养，则下焦虚寒，不能约束水道而致遗尿，症见遗尿且小便清长，四肢不温，舌淡脉弱。治以温补肾阳，固摄止遗。故选取揉二马、补肾，以益气温肾，固涩下元；运水入土，以健脾助运调节水分代谢；平肝，以疏肝健脾，增强中气。后又加补脾，以后天滋补先天。遗尿之症，需坚持排尿训练，不责骂孩子，使其建立信心，积极配合治疗。

婴幼儿
湿疹

婴幼儿湿疹，中医称为"奶癣"，是一种常见的过敏性炎症性皮肤病。多发生在婴儿头面部、四肢及皮肤褶皱处。起病急，临床以皮肤红斑、粟粒状丘疹、疱疹或水疱，疱壁破后出现点状糜烂、渗液、结痂，日久皮肤肥厚粗糙，局部可见色素沉着，伴不同程度瘙痒为特征。本病多由内蕴湿热，外感风热，风、湿、热邪相互搏结，发于肌肤而成。

该病任何季节均可发病，但常在秋冬季节气候干燥时复发或加剧。临床常见湿热内蕴与血虚风燥二型。

诊断要点

- 皮肤表面出现密集的粟粒大小的丘疹、丘疱疹或水疱，基底潮红。搔抓后丘疹、丘疱疹或水疱顶端破溃后呈明显点状渗出及小糜烂面，有浆液渗出，病变由中心向周围蔓延，外围散在丘疹、丘疱疹，界限不清。
- 患儿常有家族过敏史，或有哮喘、过敏性鼻炎等病史。
- 血常规检查可有嗜酸性粒细胞增多。

治疗

（一）治疗原则

本病以祛风除湿止痒为基本治则，根据证候特点佐以清热、养血、健脾。

（二）辨证施治

❖ 湿热内蕴

【症状】初期多发于婴儿面颊部，皮疹见红斑、丘疹、水疱，伴局部渗液、糜烂，瘙痒较甚，继而延及额部、头皮及全身。因瘙痒剧烈，致患儿烦躁哭闹，睡卧不安。同时可伴见小便短赤，大便干，舌红，苔薄黄或腻，指纹紫。
【治法】清热利湿。
【处方】顺运八卦，清胃，退六腑。

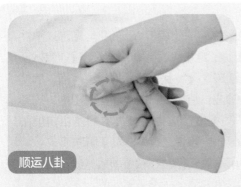

顺运八卦

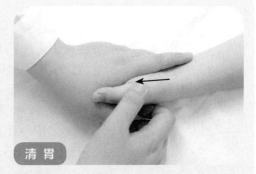

清胃

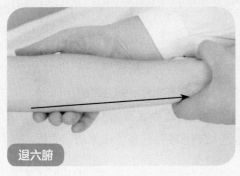

退六腑

【方义】本证多见于急性湿疹，湿热俱盛，两邪相搏，浸淫成片，因而多见局部渗液、糜烂；热扰心神，因而患儿烦躁哭闹，睡卧不安；同时小便短赤、大便干、舌红苔薄黄俱为热象。治以清热利湿。顺运八卦可理气升清降浊；清胃、退六腑可清利湿热，泻火解毒。

❖ 血虚风燥

【症状】湿疹反复日久，皮疹局部干燥粗糙，伴鳞屑、色素沉着，呈苔藓样改变，上有抓痕、血痂等继发性皮损，与健康皮肤的界限清晰，伴不同程度的瘙痒。

【治法】健脾养血，润燥止痒。

【处方】顺运八卦，补脾，清肺，清天河水。

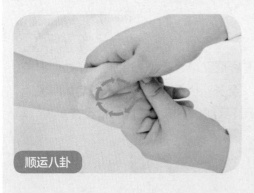

顺运八卦

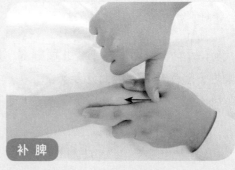

补脾

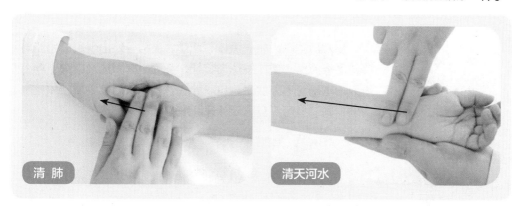

清 肺

清天河水

【临证加减】烦躁眠差，加捣小天心。食欲不振或口气酸腐、重浊，加清胃。

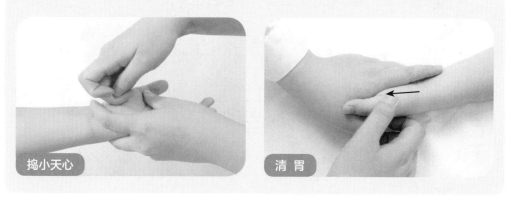

捣小天心

清 胃

【方义】本证多见于慢性湿疹，湿热久蕴，耗伤津血，血虚不能濡养，因而皮疹局部干燥粗糙，呈苔藓样改变。治以健脾养血，润燥止痒。顺运八卦、补脾可健脾行滞，助气和血；肺主皮毛，清肺可宣发腠理，开表透邪；清天河水可清心安神，解内热。

【按语】坚持母乳喂养，需添加辅食时，遵循由少到多、单种添加的原则，方便观察出宝宝对何种食物过敏；坚持做饮食日记，以确定过敏原。贴身衣物宜选择棉质、轻软、宽松的衣服，避免深色印染材料，并以吸湿、排汗功能好的衣物为佳。避免频繁洗浴，洗浴时水温适中，注意清洗皮肤褶皱处，浴后及时涂抹低敏类婴儿护肤用品。定时修剪患儿指甲，避免其经常抓挠。乳母忌食辛辣、煎炸等刺激性食物。

口疮

小儿口疮以齿龈、舌体、两颊、上腭等处出现黄白色溃疡，疼痛流涎，或伴发热为特征，多因心脾积热及虚火上浮所致。本病可单独发生，也可伴发于其他疾病之中。若体质虚弱，则口疮可反复出现，迁延难愈。

诊断要点

- 发病多与发热疾患或饮食失调有关。
- 齿龈、舌体、两颊、上腭等处出现黄白色溃疡点，大小不等，甚至满口糜烂，疼痛流涎。
- 血常规可见白细胞总数及中性粒细胞增高或正常。

治疗

（一）治疗原则

实证以清热解毒，清心泻脾为主；虚证以滋阴降火，引火归原为主。

（二）辨证施治

❖ 心脾积热

【症状】以口颊、齿龈、舌上红赤溃烂、生疮，疼痛拒食，口臭涎多，烦渴引饮，小便短赤，大便秘结，或伴发热。舌红苔薄黄或腻，指纹紫。
【治法】清热泻火。
【处方】清脾胃，清天河水。

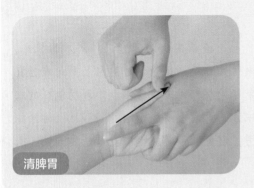

清脾胃

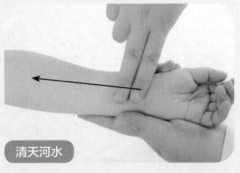

清天河水

【临证加减】发热、大便秘结，去清天河水，加退六腑。涎多，加揉小横纹。烦躁惊悸，加捣小天心。

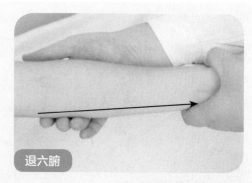

退六腑

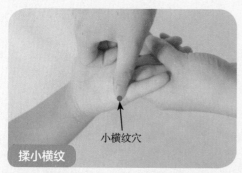

小横纹穴

揉小横纹

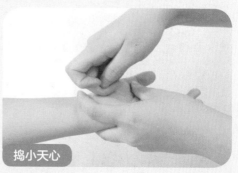

捣小天心

【方义】心开窍于舌，脾开窍于口，心火盛则舌边尖溃烂，脾胃之火盛则唇口颊，甚者满口糜烂；同时心脾郁热致小便短赤，大便秘结。治以清热泻火。清脾胃可清脾胃湿热，泻火解毒；清天河水可清心火，利小便。

❖ **虚火上浮**

【症状】溃疡周边色不红或微红，疼痛不甚，仅在进食刺激性食物时哭闹，反复发作或迁延不愈。平素易感，体瘦易乏，口干不渴，低热盗汗，大便不调。舌红苔少或见地图舌，指纹淡紫。

【治法】滋阴清热，引火归原。

【处方】清补脾，清天河水，揉二马，揉涌泉。

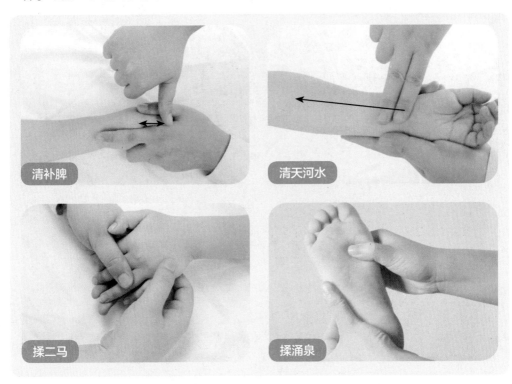

清补脾

清天河水

揉二马

揉涌泉

【临证加减】纳差腹胀,加清胃、推四横纹。烦躁易惊、夜眠不安,加捣小天心。

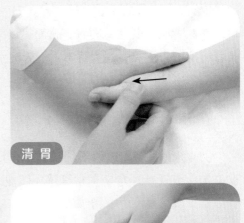

清胃

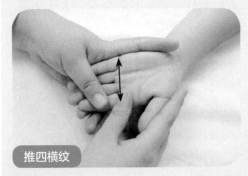

推四横纹

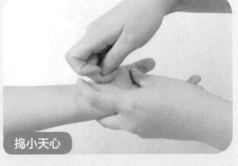

捣小天心

【方义】肾阴亏虚，水不治火，虚火上炎，故口腔溃烂；同时阴虚火旺致体瘦易乏、口干不渴、低热盗汗等症。治以滋阴清热，引火归原。清补脾可健脾助运，益气和血；清天河水可清心火，利小便；揉二马可大补元气，滋阴降火；揉涌泉可引火归原。

【按语】疾病期间采用半流质或者流质饮食，饭后及时清洁口腔；平时做好小儿口腔护理，清洁时避免损伤口腔黏膜；注意饮食卫生，餐具及时清洗消毒；日常根据患儿耐受程度添加辅食，在允许情况下保证一定量的蔬果摄入。注重小儿病后调护，不可突然或过度"进补"，需逐渐过渡到病前饮食。

附：小儿口疮医案

陈某，女，19个月，2019年4月18日初诊。

【主诉】口疮2天。

【现病史】患儿数日前上呼吸道感染致高热，经输液治疗后好转，近2日每于傍晚后即低热，体温波动于37.4℃左右，并拒食，遂来诊。现仅能进食米粥、面汤，大便稍干，小便黄，寐欠安。

【查体及专科检查】唇红质干、有裂纹，舌侧及两颊部散在溃疡、根脚淡红。舌尖红，舌苔白腻，脉细数。

【辅助检查】无。

【辨证辨病】该患儿热病后低热，大便干，小便黄，舌尖红，舌苔白腻，脉细数。证属虚火上炎。

【西医诊断】口腔溃疡。

【中医诊断】口疮，虚火上炎型。

【治法】滋阴潜阳，引火归原。

【处方】分阴阳，清补脾，清天河水，揉二马，揉涌泉。

【复诊】4月19日：诉昨日推拿后未再发热。查体：患儿口唇淡红，溃疡点变化不显，手足心温热。治疗思路不变，守方继续推拿四次后诸症消失，纳可、眠安而愈。

【按语】患儿因热病伤津，出现低热、口疮、大便干、拒食等症，结合舌红、脉数等阴虚内热之症，辨证为虚火上炎导致的口疮。因此选取分阴阳以平衡阴阳，调和气血；清补脾以健脾助运，益气和血；清天河水以清退虚火；揉二马以滋阴降火；揉涌泉以引火归原。邪热耗伤气阴，在热病后期常见，尤其是平素阴虚体质的患儿，热病后期尤需注意养阴退热。

夜啼

夜啼是指年纪较小之婴幼儿，尤其是半岁以内的婴儿，白天较为安静，每每夜间啼哭不安，甚则通宵达旦，每夜如此，似有规律。临床常以脾寒、心热、惊吓等为发病原因。若因伤乳或奶水不足，或因疾病发热伴有惊厥等症所引起，以及夜间喜见灯光习惯的啼哭，均不属本病的范围。

诊断要点

- 患儿有外感寒邪、护养过温、暴受惊恐等病因病史。
- 入夜啼哭，不得安睡，或时哭时止，或定时啼哭，或整夜啼哭，而白天正常。
- 全身一般情况良好，各项检查无异常。

治疗

（一）治疗原则

调理脏腑的虚实寒热，使脏气安和，是治疗夜啼的治疗原则。心热者，治以清心安神；脾寒者，治以温中散寒；受惊吓者，治以镇静安神。

（二）辨证施治

❖ 心热型

【症状】仰面而啼，见灯光啼声更甚，哭声洪亮。唇红面赤，口中时有气热或气味，烦躁不安，心悸不宁，身腹俱暖，眵泪较多，大便秘结，小便赤黄而短。

【治法】清心安神。

【处方】清天河水，平肝，清胃，掐五指节。

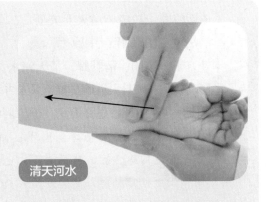

清天河水

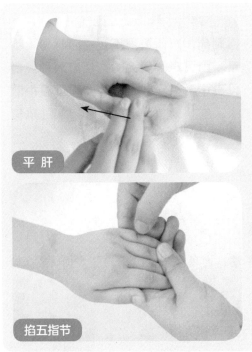

平肝

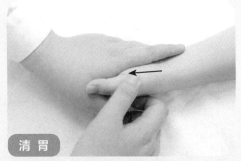

清胃

掐五指节

【方义】心属火而忌热，火热则心神被扰，故哭声响亮，见灯尤甚；同时心火内蕴，故唇红面赤、大便秘结。治以清心安神。清天河水可清心降火，安神镇惊；平肝、掐五指节可镇惊除烦；清胃能清胃火，除积热。

❖ 脾寒型

【症状】睡喜俯卧，曲腰裹腹而啼，哭声柔弱无力，面色青白无华，口中时有气冷，四肢不温，腹痛喜按喜暖，不乳，便溏而稀。唇舌淡白少色。

【治法】温中散寒。

【处方】揉外劳宫，补脾，平肝，掐五指节。

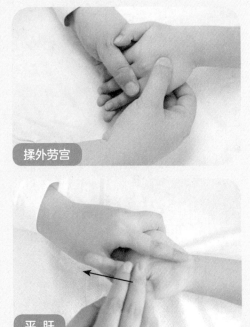

揉外劳宫

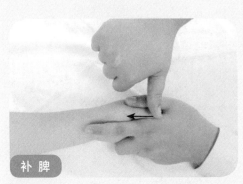

补脾

平肝

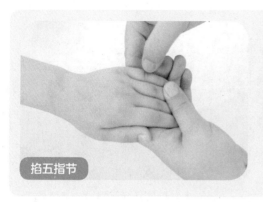

掐五指节

【方义】脾胃受寒则气机不利，不通则痛，因而哭闹不止；同时脾阳不足，则哭声柔弱无力，便溏而稀。治以温中散寒。外劳宫、补脾可温中散寒，健脾助运；平肝、五指节可镇惊安神，开郁除烦。

❖ 惊吓型

【症状】时现恐惧状，或时有抽搐瘛动，面色多青，睡中易醒，惊惕不安，阵发性啼哭惊叫如梦魇。

【治法】镇惊安神。

【处方】平肝清肺，清天河水，捣小天心，掐五指节。

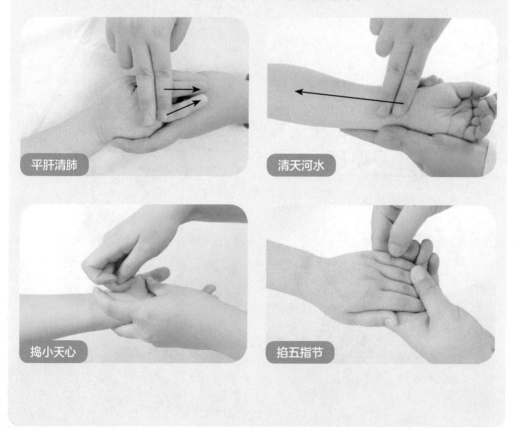

平肝清肺

清天河水

捣小天心

掐五指节

【方义】小儿神气怯弱，暴受惊恐则扰神，心神不宁则夜间突然啼哭；神志不安则面色发青，呈惊恐状。治以镇静安神。平肝清肺可安魂定魄；清天河水、捣小天心、掐五指节安神镇惊。

【按语】保持室内安静，避免受凉，乳母忌辛辣厚味。啼哭不止时注意寻找啼哭原因，如饥饿、寒冷、虫咬、尿湿等。

惊风

惊风又称"惊厥"，俗称"抽风"，是一种儿科常见的急症。临床以颈项强直、昏迷不醒、四肢抽搐，甚至角弓反张或意识障碍为特征。一年四季里，在很多疾病中都可发生，一般以1~5岁小儿多见，也有其他年龄发病者。为儿科四大症之一。

根据惊风发病有急有缓，证候有虚有实、有寒有热的特点，临床上分为急惊风和慢惊风两大类。急惊风多因外感时邪，热极生风，或乳食积滞，化热生痰，痰热内闭引动肝火，蒙蔽清窍而成。或因内蕴风痰，外遇大惊卒恐，神散气乱，风火相搏，发为急惊。慢惊风多由急惊误治转变而成；或因吐泻、久痢损伤脾胃；热病后期津亏阴伤，气血两虚，筋脉失养，虚风内动。或因先天不足，一病即成慢惊。惊风的症状，临床上可归纳为八候。所谓八候，即搐、搦、颤、掣、反、引、窜、视。八候的出现，表示惊风已在发作。但惊风发作时，不一定八候全部出现。

诊断要点

- 突然发病，出现高热、神昏、惊厥、喉间痰鸣、两眼上翻、凝视，或斜视，可持续几秒至数分钟。严重者可反复发作，甚至呈持续状态而危及生命。
- 中枢神经系统感染患儿，脑脊液检查有异常改变，神经系统检查出现病理性反射。
- 感染性疾病引起者，血常规检查可见白细胞及中性粒细胞增高。

治疗

（一）治疗原则

急惊风以清热豁痰、镇惊息风为治疗原则。痰盛者必须豁痰，惊盛者必须镇惊，风盛者必须息风，热盛者必先解热。慢惊风以清热镇惊、祛热豁痰、清心开窍、平肝息风为治疗原则。

（二）辨证施治

❖ **急惊风**

【**症状**】暴发壮热，神志昏迷，两目窜视，牙关紧闭，颈项强直，四肢抽搐，角弓反张，痰壅气促，大便秘结，小便涩难，面红唇赤，口中气热。脉浮数或滑数，指纹青紫，透关射甲。

急惊风虽起病急骤，但在发作之前，多有先兆症状，如发热呕吐、烦躁不安、睡眠惊惕或摇头弄舌、咬牙龂齿、眼珠斜视、时发惊啼、撕发打头等。

【**治法**】清热豁痰，平肝息风，开窍镇惊。

【**处方**】

①急惊风发作时的急救处理：拿列缺，掐人中，掐百会，拿精宁、威灵。

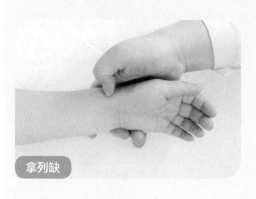
拿列缺

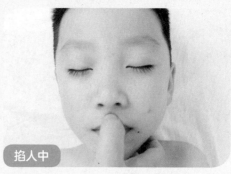
掐人中

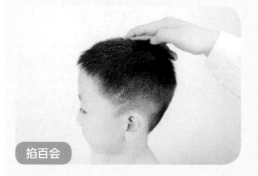
掐百会

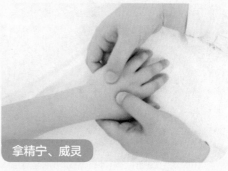
拿精宁、威灵

②抽风缓解后，推拿取穴：退六腑，平肝清肺、清天河水，捣小天心（目上视向下捣；目下视向上捣；左视右捣；右视左捣），拿精宁、威灵，掐五指节。

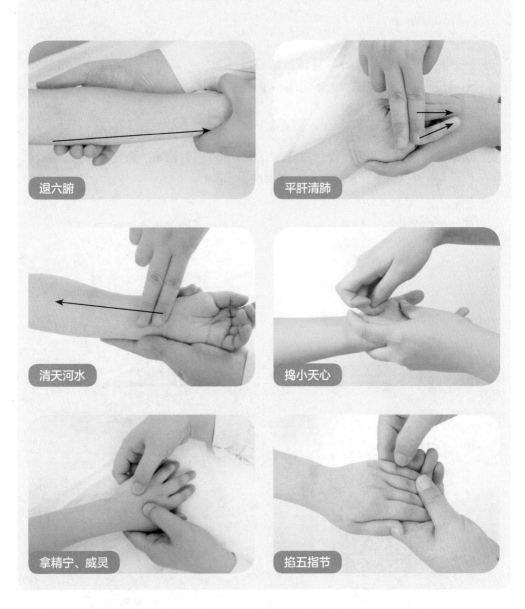

退六腑

平肝清肺

清天河水

捣小天心

拿精宁、威灵

掐五指节

【临证加减】胸闷有痰加顺运八卦；头痛加揉阳池。

可配合内服紫雪丹、琥珀清真丸，或安宫牛黄丸。

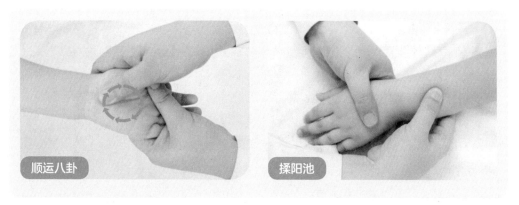

顺运八卦　　　揉阳池

【方义】列缺可开窍复苏；六腑可清热泻火，涤痰息风；平肝清肺可清肺清热化痰，平肝息风；天河水可清热解表，安神镇惊；小天心可安神镇惊，开窍息风；精宁、威灵、五指节可开窍镇惊，调和气血。

❖ 慢惊风

【症状】面色萎黄或青白，形羸神疲，昏睡露睛，抽搐缓而无力，时作时止，或肢冷便溏等。舌淡苔白，脉沉弱。

【治法】扶元固本，培补中气，平肝息风。

【处方】揉阳池，揉二马，补脾，平肝，捣小天心。推拿结束掐五指节，拿精宁、威灵。

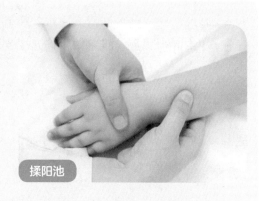

揉阳池

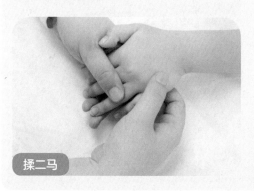

揉二马

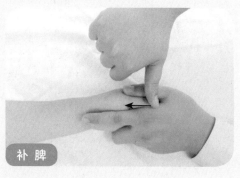

补　脾

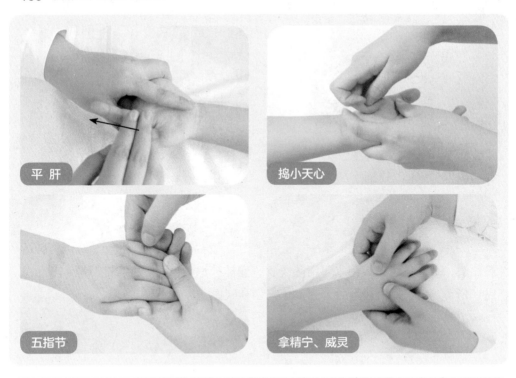

【临证加减】有热加清天河水。痰盛加顺运八卦。腹痛加揉外劳宫。腹泻，完谷不化加清补大肠。推拿结束掐五指节，拿精宁、威灵。

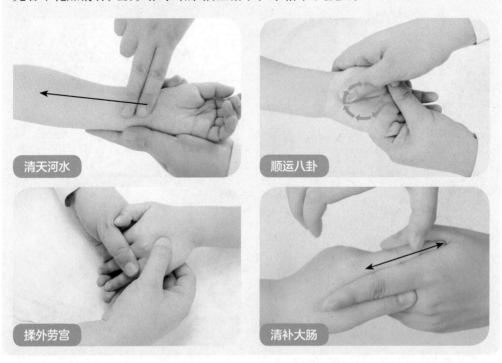

【**方义**】揉阳池可清脑开窍；揉二马可扶元固本，滋水涵木；补脾可健脾补中，扶土抑木；平肝可开郁除烦，平肝息风；捣小天心可安神镇惊。

【**按语**】抽风发作时，切勿惊慌，先将患儿平放，头侧卧，解松衣领，用纱布包压舌板或用手绢包筷子放于上下齿之间，以防咬伤舌头。必要时吸氧，保持呼吸道通畅，随时吸出咽喉分泌物及痰涎，以防窒息。保持室内安静，避免刺激，密切观察呼吸、脉搏、体温、面色、瞳孔、血压等变化。小儿高热应及时退热，预防各种感染与中毒的发生。抽风缓解后禁睡。

第八章　常用保健推拿

当今对于儿童健康的呵护存在一个误区，很多家长总是在孩子生病时才最着急去医院，其实孩子的生长分为生病前、生病中、生病后三个阶段，也即"未病""已病"和"未病"。也有不少家长越来越重视孩子平时的保健和免疫力及体质调理，其实儿科外治法不仅能强体，还能健脑益智。而孩子生完病后的大约1周，是身体功能迅速恢复的时期，而这个"未病"时间常常被相对忽视了。小儿保健推拿法有很多专项，对于儿童的智力开展、体质促进、生长发育、提高抗病能力和提升免疫力、保护儿童健康成长都有着很好的效果。保健推拿操作手法简便易学，安全绿色舒适，可靠有效，保健作用显著。小儿保健推拿是在小儿无病的情况下，根据小儿的生理特点而设计和采用的，是有助于小儿生长发育和强身健体的推拿方法。隋代《诸病源候论》中就有了用导引按摩防治疾病的记载。唐代著名医家孙思邈在《备急千金要方》中记载了丰富的儿童保育内容，用推拿防治小儿疾病的条目共计15条，其中就提到"小儿虽无病，早起常以膏摩囟上及手足心，甚避风寒"，这是应用按摩防治小儿疾病最早的文字记载。到了明清时期，小儿推拿已发展成独立体系，将中医学的整体观念、脏腑学说、阴阳学说、五行学说等融入小儿推拿学科，奠定了小儿保健推拿的理论基础，并在民间广为流传。本章以儿童健康保健为主，异于疾病治疗，故在取穴中加入了参考时间，操作时可参考，也可根据孩子当下情况确定实际有效时间。

推拿一般宜在睡前或清晨进行。每天操作1次，7~10次为1个疗程。可休息1~3天，再进行第2个疗程。若患急性传染病可暂停，待病愈后再恢复保健推拿。推拿保健时应多放粉性等适宜介质，尤其是年幼的孩子，以增加运化等功效；同时要注意手法到位、轻柔、匀速、深透，以使孩子产生安全、舒适、有效之感。推拿时要注意手法动作，并关注孩子情绪，及时关注孩子和其家庭的变化以适时调整方法，确保坚持并产生更好的效果。

一、健脾保健

脾胃对于人类而言，犹如发动机和兵工厂，小儿生长发育所需要的一切营养物质，均要依靠脾胃化生的气血来供应。而小儿的肠胃较为娇弱，消化和吸收精微物质的能力差，功能相对不足。然而孩子的生长发育较快，消耗的营养物质也比较多，所以小儿脾胃运化功能负荷就会比较大。一旦家长喂养不当，就容易引起脾胃功能的紊乱，进而导致呕吐、腹泻、积食、疳证等脾胃病症的发生，因此健脾保健推拿是帮助孩子健康成长的重要保健方法。

【基本操作】补脾、摩腹、顺运八卦各 5 分钟，揉双侧足三里 2 分钟，捏脊 3~5 遍。

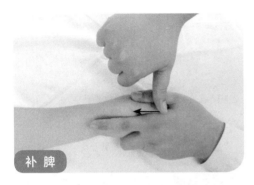

补　脾

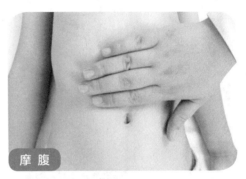

摩　腹

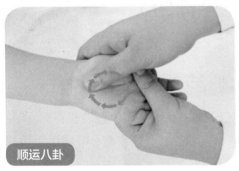

顺运八卦

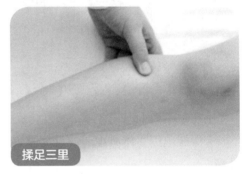

揉足三里

【功效主治】健脾和胃，促进食欲，加强体质。

【保健范围】脾胃虚弱，食少吐泻，积食，脾胃运化无力等。

二、保肺保健

肺居于膈上，为五脏之华盖，主气司呼吸，外合皮毛，开窍于鼻。小儿肺脏过于娇嫩，经受不住邪气侵袭。且小儿腠理不密，卫外功能未固，屏障能力不足。每当气候剧变、寒温失常的时候，极容易感受邪气，邪气入侵，无论从

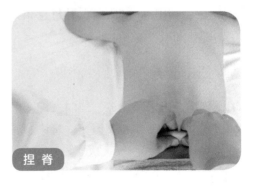

捏　脊

口鼻苗窍或皮毛侵袭，首先犯肺。因此，感冒、发热、咳喘、肺炎、哮喘等呼吸系统病症列于儿科之首。由此可见，保肺保健在儿科中占有重要地位。

【基本操作】清肺平肝、补脾、顺运八卦、清天河水各 5 分钟。

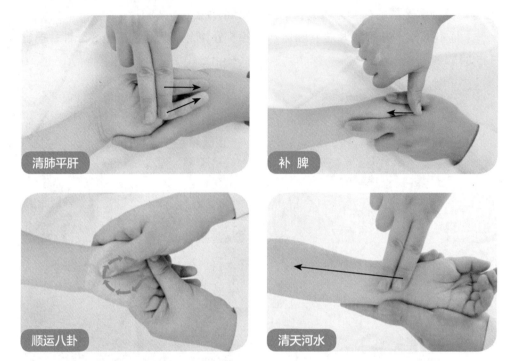

清肺平肝　　　　补　脾　　　　顺运八卦　　　　清天河水

【功效主治】理气宣肺，顺气化痰，扶正祛邪，固表强卫，预防感冒。

【保健范围】体质虚弱、反复感冒、咳嗽气喘、肺炎恢复期、哮喘缓解期的儿童。

实际运用中，健脾与保肺息息相关，相辅相成，故可将此两种保健穴配合使用，随症加减。

三、安神保健

孩童神识未开，神气怯弱，神经系统还未完全发育，所以孩子对外界事物的刺激反应十分强烈。例如，突然接触异物，听到异常声响，容易受到惊吓，严重者甚至出现惊厥。

小儿疾病以热证居多，热盛容易引起肝风内动，进而发生抽风。即便是健康儿童，在睡眠中或游戏时，突发的响声也会吓到孩子，易产生惊惕，进而发生惊悸。所以安神保健推拿法是小儿临床常用的保健方法。

【基本操作】平肝、清天河水各 5 分钟，捣小天心 50 次，揉摩两手十指面 2 分钟。因心主神明，十指连心，故有"摩儿手指增精神"之说。然后将小儿抱起，俯在大人肩部，食、中、无名指三指并拢，轻轻有节奏地叩拍督脉，自大椎向下，经心俞、膈俞、肝俞，直至尾闾部，拍 2~3 分钟，在相当于心肺的部位，可改用空掌拍之。

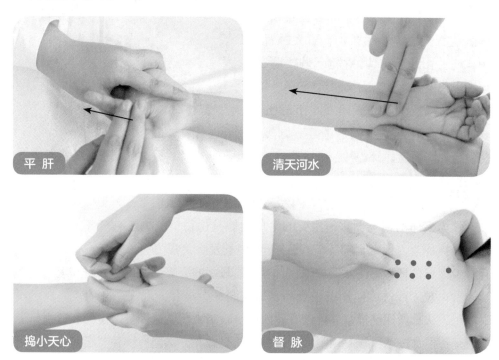

平　肝　　　　清天河水

捣小天心　　　督　脉

【功效主治】宁心安神，镇惊息风。
【保健范围】易受惊吓，惊悸不眠，烦躁啼哭，急、慢惊风等。

四、益智保健

儿童脑部发育最快的时期是在出生后的第 1 年到 3 岁时，大脑皮质细胞已经大致分化完成，8 岁时的智力和大脑发育已经达到成人的 80% 左右，几乎等同于成人，以后的变化主要是细胞功能的日渐成熟和复杂化，以及大脑功能下人生观、价值观等的形成。大脑的生长发育，虽然随着年龄的增长会减慢或停止，但在前期的生长过程中可以加速发育。目前国内把加速脑的生长发育作为开发智力的重点，智力的开发越早越好，3 岁以前更是关键时期。

小儿智商的高低，取决于孩子先天的肾精是否充盛。小儿出现智力发育不全，主要是由于先天的胎气怯弱、肾气亏虚或病后肾虚所导致。由此可见，不论是先天还是后天的原因，总离不开肾虚。因此要提高小儿智力发育，必须以补肾益精、健脑益智为宗旨。

【基本操作】揉二马 30 分钟至 1 小时。最好每日坚持。

【功效主治】二马穴能补肾益精，健脑益智，独穴多揉久推，可大补肾中水火，壮元气，填精髓，强腰膝，促进生长发育。

【保健范围】先天不足、五迟五软、脑发育不全、脑病后遗症、脑震荡、脑外伤后遗症及各种惊风后遗症，或有健脑益智，促进脑部发育等需求者。

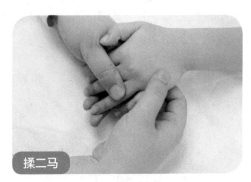
揉二马

五、眼部保健

眼为人体的视觉器官，主要的生理功能是视物辨色，表达感情，对人极为重要，被称为"人身至宝"。随着孩子的生长发育，视力应该是越来越好，可是有不少孩子，日常不注意保护眼睛，看书、写字的姿势不正确，长时间近距离阅读、看电视，或过度应用电子产品，加重眼疲劳，会出现视力减退，变成近视眼。每天认真做保健推拿，可以有效地保护眼睛，预防近视。即使已经近视，但也应坚持推拿按摩，缓解用眼疲劳。每次认真做好，都会有一种"眼前一亮，豁然开朗"的感觉，故而建议家长与孩子一起做此项眼保健。

【基本操作】揉攒竹、闭目揉睛明、揉四白、揉太阳、刮眼眶、揉风池各 36 次。

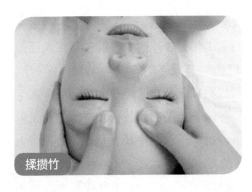
揉攒竹

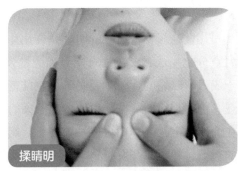
揉睛明

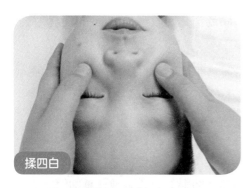
揉四白

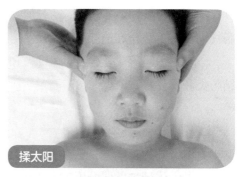
揉太阳

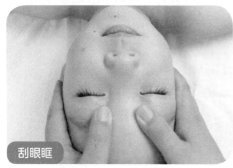
刮眼眶

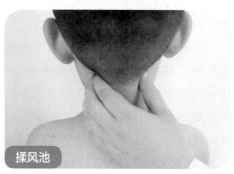
揉风池

【功效主治】疏通经络，运行气血，保护眼睛，预防近视。

【保健范围】弱视、近视、远视等各种眼疾，长时间看书、看电视造成视力减退者。

六、揉腹保健

腹部是五脏六腑所居之处，有肝、脾、胃、胆、大肠、小肠、肾、膀胱等脏器分布，因而腹部被喻为"五脏六腑之宫城，阴阳气血之发源"。

小腹部有几条非常重要的经络，位于前正中线的任脉主全身之阴。肚脐的中线往外两侧分别有肾经、胃经、脾经、肝经和胆经，五脏之经络汇集于此，调节脏腑功能的各种穴位可谓是星罗棋布。

对于孩子而言，脾胃强健则百病不侵。脾胃为后天之本，胃所受纳的水谷精微，能维持人体正常的生理功能。同时脾胃又是人体气机升降的枢纽，只有升清降浊，气化功能才能正常。

【基本操作】揉腹部10分钟至1小时。

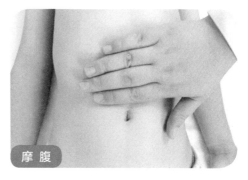
摩腹

【功效主治】增强胃肠蠕动，加强对食物的消化吸收和排泄，明显改善大小肠蠕动功能，防止和消除便秘。

【保健范围】消化不良、脾胃失和、胃炎、胃下垂、胃神经功能紊乱、慢性结肠炎和便秘等。

七、督脉保健

人体背部的正中为督脉，督脉的两侧均为足太阳膀胱经的循行路线。督脉和膀胱经是人体抵御外邪的第一道防线。通过提捏督脉，可以疏通孩子的经络，进而达到调整脏腑功能的作用。

督脉保健推拿可以刺激孩子的植物神经干和神经节，通过复杂的神经、体液因素，提高机体免疫功能，并整体、双向的调节内脏活动，从而防治多种疾病。

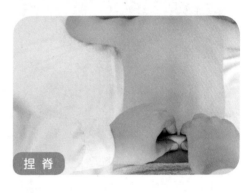

捏 脊

【基本操作】捏脊 5~8 次。

【功效主治】调整阴阳，通理经络，促进气血运行，改善脏腑功能。

【保健范围】疳积、消化不良、厌食、慢性腹泻、呕吐、便秘、慢性咳嗽、哮喘缓解期等。

附 录

《推拿三字经》释义

《推拿三字经》为光绪三年（1877 年）徐谦光所著，尚未见刊本。现仅以青岛市中医医院 1958 年的油印本为依据，做以浅释。错误之处，敬请读者指正。

《推拿三字经》所记载的推拿技法，多为治疗当时民间流行的某些成人及小儿疾病时所用，尤其对痢疾、腹泻、脱肛、霍乱、瘟疫、痨瘵、痰喘、疮肿、惊风、癫狂、牙痛、腹痛等病的症状、诊断、取穴、预后、疗效等叙述较详。由于受历史条件的限制，有些认识和提法显然已不适合于当代。但为尊重原著，全面反映三字经派推拿的特色，在此一并浅释，而不只拘于小儿。仅供参考。

清代时，民间无钟表，推拿计时靠计数，故《推拿三字经》中有"大三万""小三千""婴三百"等词句，均指推拿次数而言。推拿次数的多少、时间的长短，应根据病人年龄大小、体质强弱和病情轻重灵活掌握，临床治病不必拘泥此数。

徐谦光	名宗礼，字谦光，号秩堂公。
奉萱堂	奉母命习练推拿。
药无缘	母亲服药即吐，无法治疗。
推拿恙	用推拿治疗母病，不药而愈。
自推手	从此开始用推拿为人治病。
辨诸恙	辨明证候，确定推拿治法。
定真穴	找出治病的有效穴位。
画图章	画图明示各穴部位，以备后人学习。
上疗亲	对上治疗双亲或长辈之疾。
下救郎	对下解救百姓孺婴之患。
推求速	推拿应速度快，以每分钟 200 次左右为宜，速度快可加强气血运行，消除病邪，推大人应快且重，推小儿应快而轻。
惟重良	推拿注重良方，辨证取穴、手法轻重适当，即可见效。
独穴治	只取一个穴位治病，久推，以取效为度。
有良方	良方可立刻见效。
大三万	16 岁以上为大人，推 3 万次，约相当 150 分钟，成人皮坚、感觉较

钝，推拿次数宜多，时间宜长，临床不必拘泥定数。

小三千　5~15 岁为小儿，小儿形体结构和生理功能均未发育成熟，推拿次数宜少。

婴三百　4 岁以下为婴，婴儿气血脆弱、皮肤娇嫩、感觉灵敏，推拿次数更要减少。

加减良　推拿次数，应根据体质强弱、年龄大小、病情轻重，灵活运用。

分岁数　区分患者年龄大小。

轻重当　看明病的轻重，选用适当手法进行治疗。

从吾学　自从我学习、运用推拿治病以来。

立验方　不断总结经验，创立用独穴治病的有效良方。

宜熟读　对已有的良法，应熟读牢记。

勿心慌　临床施治认真仔细，切勿粗心大意。

治急病　治疗急厥、霍乱等一些急性病。

一穴良　以独穴为佳。

大数万　用独穴为大人治病，推拿的时间要长，大约需要推拿数万次。

立愈恙　只要取穴正确，用足够的推拿时间，病可立愈。

幼婴者　指 4 岁以下的小儿。

加减量　按照年龄、病情决定推拿次数的多少。

治缓症　治疗歉症、痨伤或外感内伤等一些慢性病。

各穴量　辨病取穴，推数要足。

虚冷补　虚冷者为气亏，当用补法；热嗽者为痨，血亏当用清补法。

热清当　热病当用清法治疗。

大察脉　大人应诊脉察色，脉主何症，色主何脏。

理宜详　按医理运用四诊八纲，详细辨证。

浮沉者　浮主表证，轻手可得；沉主里证，推筋着骨。

表里恙　辨明是表证，还是里证。

迟数者　三至为迟，迟为冷；六至为数，数为热，以辨别寒热。

冷热伤　病有寒热之分。

辨内外　须辨明是由内因引起，还是外因引起的。外因为六淫病气，内因为七情劳倦，也有内因、外因两伤者。

推无恙　只要分清表里寒热，辨明何病，推之立愈。

虚与实　指虚脉与实脉。

仔细详　诊脉应仔细辨别。

字廿七　27 种脉象。

脉诀讲　脉诀讲的 27 种脉象中，有脉与证不相符者，应仔细辨别思考。

明四字　明辨浮、沉、迟、数 4 种基本脉象。

治诸恙　诸病不外此 4 种基本脉象。

小婴儿　小儿寸口短小，只用一指诊脉，辨明迟数。迟主寒，数主热。

看印堂　小儿以望诊为主，诊脉不如察看印堂色泽。印堂在两眼中间，睛明之上。

五色纹　指印堂部位出现的青、红、黄、白、黑 5 种色纹。

细心详　印堂穴用水洗净后，细心详细地观察五色变化，按色诊病。

色红者　红色属心，色红者，为心肺同受热。色紫为热甚。

心肺恙　凡印堂有红筋红色，皆心肺之疾。

俱热症　皆属热证。

清则良　根据热则清之、实则泻之、虚则补之的原则，热病宜用清法。

清何处　看清印堂五色纹，辨明病在何处，决定当用哪个穴位。

心肺当　印堂为红色，应清心穴、肺穴。心经有热，不能直接清心穴，可用天河水穴代替。

退六腑　若色紫则为热甚，必须大清，用退大热的六腑穴。

即去恙　推拿到热退为止。

色青者　青色属肝，印堂色青者。

肝风张　为肝风内动。

清则补　必须辨明病的虚实，实则清之，虚则补之。

自无恙　清补得宜，自能愈病。

平肝木　肝为将军之官，可平不可补，虚则补其母，补肾即补肝。

补肾脏　五行之中水生木，肾为肝之母，肝虚可补肾水以养肝木。

色黑者　黑色属肾，印堂色黑者。

风肾寒　为风寒入肾，其色黑，病寒证。

揉二马　独穴治，久揉二马，大补肾中水火而祛寒，功同八味地黄丸。

清补良　若上热下寒，必须清上暖下。

列缺穴　惊风必须拿列缺急救，肾寒拿之出汗，风邪即散。

亦相当　列缺穴能解寒火、止惊搐，用之相宜。

色白者　白色属肺，肺为肾之母，印堂色白者。

肺有痰	为肺有痰。
揉二马	此穴属肾经，肾为肺之子，肾虚水泛为痰，先揉二马取热。
合阴阳	自阴阳穴向中间合推，为合阴阳。
天河水	天河水穴能清上焦之热，重推则痰即散。
立愈恙	痰涎壅盛先揉二马，再合阴阳，重推天河水，推之恰当，痰化可愈。
色黄者	黄色属脾，印堂色黄者。
脾胃伤	为脾胃之症，小儿多脾胃病，饮食不节，恣食生冷必伤脾胃。
若泻肚	小儿腹泻多因脏腑娇嫩、脾胃薄弱、喂养不当损伤脾胃引起，久泻脾虚，肠胃积滞，功能失调。
推大肠	大肠穴在食指外侧上节。
一穴愈	推大肠一穴即愈，屡验有效。
来往忙	来回推之为清补大肠，凡清之气下降，补之气上升，清补则和血顺气，利小便而止大便，故泻肚痢疾，来回多推大肠一穴，有良效。
言五色	指青、红、黄、白、黑五色，根据五色配五脏，辨病取穴。
兼脾良	脾主运化，小儿饮食不节，无不伤脾，故腹泻加推脾穴。
曲大指	大指属脾经，若补必须曲指推。
补脾方	脾为后天之本，主运化水谷，凡脾胃病多用。
内推补	曲拇指向内推为补。
外泻详	直推向外推为泻，来回推为清补。
大便闭	便秘多因脾热肠燥所致。
外泻良	拇指伸直向外推为泻脾，火旺者泻之。
泻大肠	大肠与肺相表里，便秘肠结乃因肺燥，肺燥则大肠亦燥，必须用泻法推大肠。
立去恙	脾肺为母子关系，若燥，泻之立愈。
兼补肾	肾为先天，脾为后天，相互资生，相互促进，关系密切，治疗便秘时须兼补肾。
愈无恙	按以上配穴推拿，可彻底治愈。
若腹痛	腹痛之因，非寒即热。
窝风良	一窝风穴能治下寒腹痛。
数在万	感寒腹痛揉一窝风，轻症一万次，重症数万次，
立无恙	力到数足，痛止立愈。
流清涕	鼻流清涕者。

风寒伤　因外感风寒所致。

蜂入洞　鼻孔为肺窍，左右旋转揉之，可以发汗祛风寒。

鼻孔强　用食、中二指入鼻孔，左右旋转，名黄蜂入洞。

若洗皂　洗皂穴位于鼻两旁。

鼻两旁　用食、中二指分开，在鼻翼两旁推揉。

向下推　曲食、中二指向下推之。

和五脏　可调和五脏之气，小儿用此穴。

女不用　女子不用洗皂穴。

八卦良　用运八卦也能调和五脏之气。

若泻痢　泻肚、痢疾二症。

推大肠　用推大肠一穴治之，其验如神。

食指侧　食指外侧为大肠的真穴。

上节上　食指外侧第 3 节，穴位如豆粒大小。

来回推　用力均匀往返推之，根据病情轻重，确定推拿次数。

数万良　病重者推拿时间长，可达数万次。

牙痛者　肾主骨生髓，齿为骨之余，骨为髓之府，牙痛分虚实，此指虚火
　　　　牙痛。

骨髓伤　久病伤阴，肾精耗损，阴虚火旺，致虚火牙痛。

揉二马　二马穴能补肾益精，滋阴降火。

补肾水　补肾水能滋阴潜阳，治虚火上炎。

推二穴　若推二马、肾水二穴不效，牙痛反加重者，为实火牙痛，应重推六腑
　　　　以愈为止。

数万良　少则不验，必须多推。

治伤寒　治疗伤寒。

拿列缺　重拿双手列缺穴，令毛孔全开。

出大汗　用力久拿，自头至足必须出大汗。

立无恙　寒邪随汗而出，表解病愈。

受惊吓　小儿受惊，先掐五指节，每节掐七下。

拿此良　然后再拿列缺穴即愈。

不醒事　昏迷不省人事，目闭口紧，阴脉不绝者。

亦此方　拿列缺必醒。

或感冒　伤风伤寒等一切外感证。

急慢羔　急惊风、慢惊风等症。

非此穴　非拿列缺不能爽快治好，故称仙手，即指此穴。

不能良　一切邪入心包、闭窍昏迷、动风发搐诸症，非此穴不能愈。

凡出汗　推拿出汗或自汗盗汗时。

忌风扬　应避风，令汗自干为要。

霍乱病　霍乱病有三，阴泻、阳吐、阴阳者上吐下泻，必须分明。

暑秋伤　发病多在暑后秋前，因中暑气，又中寒气所致。

若上吐　上吐者为阳霍乱，因受暑过重，胃气上逆所致。

清胃良　止吐用清胃法。

拇指根　从腕横纹至拇指根横纹，大鱼际肌的外侧缘属胃经。

震艮连　震、艮是八卦穴中的两个方位，在大鱼际肌内侧。

黄白皮　大鱼际肌外侧缘，白皮与掌背黄皮交界处，上起大指根横纹，下齐艮卦部位，为胃穴所在，自艮卦向外推为清胃。

真穴详　以上黄白皮部位，为胃的真穴所在。

凡吐者　凡呕吐者。

俱此方　皆因胃气下降，反而上逆所致，清胃可使胃气下降，所以都用清胃。

向外推　自鱼际外缘黄白皮交界处，从艮卦处掌边高骨起，向外推至拇指掌根横纹为清法，反之则为补法。清之则气下降，补之则气上升，因胃气下行为顺，故只用清法，不用补法。

立愈羔　胃气下降而不上逆，呕吐可愈。

倘泻肚　下泻者为阴霍乱，因暑轻寒重所致。

仍大肠　仍来回推清补大肠，利小便止大便，泻立愈。

吐并泻　上吐下泻为阴阳霍乱（古人把上吐下泻并作的急性病统称为霍乱，包括烈性传染病的霍乱和一般夏秋间常见的急性胃肠炎）。

板门良　治此病，板门穴为好，板门穴属脾胃，脾虚作泻，胃虚作吐，板门能通达上下之气。

揉数万　重揉多推。徐谦光治上吐下泻霍乱多人，取板门独穴治之，推数在3万左右，病去如失。

立愈羔　一穴重揉而立愈此为急病（既治急病，一穴久揉可立愈）。

进饮食　板门之穴属脾胃经，又能运达上下之气，故能进饮食。

亦称良　板门穴治上吐下泻及心口痛（即胃痛）皆有良效。

瘟疫者　瘟疫是指两脉细数，传染于人，虽出汗而热不解的一种病。

肿脖项	瘟疫结于项，出现耳垂下瘟肿疼痛，俗称"痄腮""蛤蟆瘟"，即现代的流行性腮腺炎。
上午重	上午病重属阳证。
六腑当	重推六腑，以愈为止，此穴大凉祛火（徐谦光在同治十二年，救治肿脖瘟多人，喉无线孔，命在须臾，单推此穴，推数约 3 万次，无不立愈）。
下午重	下午病重属阴证。
二马良	重揉二马，以愈为止，此穴大热祛寒。
兼六腑	兼推六腑，以清热解毒。
立消亡	分清阳证、阴证，如法推之，病可治愈。
分男女	遵古之言，当分男女。
左右手	男用左手，女用右手。
男六腑	男用左手六腑穴向下推，称退下六腑。
女三关	女用右手三关穴向上推，为凉。
此二穴	男左六腑、女右三关二穴，推法一下一上正相反。
俱属凉	俱属凉穴，故去病相同。
男女逆	男女不同，所以左右手的取穴相反，
左右详	男用左手六腑穴向下推，女用右手三关穴向上推，必须详记清楚。
脱肛者	肛门脱出是因脾肺气虚，元气不足，阴寒凝滞所致。
肺虚恙	肺与大肠相表里，肺虚即气虚，气虚下陷而致肛门脱出。
补脾土	五行之中土生金，故脾为肺之母，脾虚不能生肺金，推补脾使脾气旺则肺气足。
二马良	二马穴大补元气，专治阴寒而补肾水，故下寒能解。
补肾水	补肾水能生肝木而不克脾土，脾土健则肺金生。
推大肠	大肠为肺之府，肺虚大肠不能升提而滑脱，推大肠治本腑之病。
来回推	来回推大肠穴，有固大肠、利小便、和血顺气之功。
久去恙	脱肛病程较长，推拿的时间应长，病才能治愈。
或疹痘	疹指麻疹，痘指天花。
肿脖项	疹痘之毒结于项间。
仍照上	仍按照瘟疫结于项的治法推之，男推左六腑，女推右三关，当分阴阳虚实。
午别恙	根据子时、午时前后的病情变化，辨别阴证或阳证。
诸疮肿	一切疮疡肿毒之证，都有阴阳之分，治法不同，阳证用清法，阴证用

补法。

照此详　必须按照昼夜子午时的病情变化，辨明阴证阳证，依法推之。

虚喘嗽　此为肾虚咳嗽，肺脾亦虚，出现气短喘促，咳声无力，痰白清稀，自
　　　　汗怕冷。

二马良　肾虚下元必寒，重用二马补肾阳，壮命火，功同八味地黄丸。

兼清肺　肺虚则气逆喘咳，清肺可降气平喘。

兼脾良　脾虚则痰湿内生，补脾就是补肺，为培土生金之法，因此在揉二马的
　　　　同时，兼用补脾。

小便闭　小便癃闭，排尿困难，是因肾阳虚衰，膀胱气化无力所致的。

清膀胱　清膀胱可开郁化气利尿。

补肾水　补肾可滋阴温阳，通窍利尿。

清小肠　小肠主化物而分清别浊，大小便异常与小肠有关，清小肠可利小便，
　　　　加强排尿功能。

食指侧　食指外侧为大肠穴，大肠主传送糟粕，是排出粪便的通路。

推大肠　推大肠，用清补法。

尤来回　饮食物经过胃的腐熟，传入小肠，通过泌别清浊的进一步消化吸收，
　　　　渣滓传入大肠，水液渗入膀胱，来回推，能分别清浊。

轻重当　推拿手法应轻重适当，用力匀称。

倘生疮　若身上生疮。

辨阴阳　必须辨明是阴证还是阳证。

阴者补　若下午至夜间疼痛重者为阴证，当用补法治之。

阳清当　若拂晓至上午疼痛重者为阳证，当用清法治之。

紫陷阴　凡疮色白而平塌或紫而陷者，为阴证。

红高阳　疮色红而高肿烦痛者，为阳证。

虚歉者　虚歉冷寒者，阴毒盛不能外越。

先补强　以先补为佳，使邪外出，不留于内。

诸疮症　疮类属纯阴或半阴证者。

兼清良　均应先补，补后兼用清法，使阴邪消除。

疮初起　疮的初起不分阴阳，都是气血瘀滞。

揉患上　重揉疮顶之上，不怕碗大之疮。

左右旋　向左旋揉 100 次，再向右旋揉 100 次，平均揉之，揉到皮肤无疮肿之
　　　　形，不必拘泥定数。

立消亡	疮顶硬肿立刻消失（若疮已成脓或脓血盛者，不可揉推）。
胸膈闷	肝在膈下，肺在膈上，胸肺相连，五脏之气不调，出现胸膈满闷。
八卦详	运八卦能调和五脏之气。
男女逆	凡运八卦，男女不同。
左右手	男女阴阳有别，故分男左女右，左右手八卦方位相反，所以女逆运之。
运八卦	男自左手乾卦起，按顺时针方向运至兑卦止为一运；女右手卦位相反，自乾兑止，按逆时针方向推运，称为逆运。
离宫轻	离宫属火，推时宜轻按，心火不可动。
痰壅喘	痰涎壅滞，气血不和则病喘。
横纹上	重揉四横纹，和血顺气可止喘。
左右揉	左右揉数相等，因气血不可偏，古书分左右四六之数揉之。
久去恙	凡虚证日久，不能很快治愈，须多推久推，才可奏效。
治歉症	气亏为歉，血亏为痨，虽不嗽也为痨证。
并痨伤	结核伤指五脏劳损所致的五劳病，与歉症并见。
歉弱者	歉症多为气亏血弱力不足。
气血伤	气亏作冷，血亏作热。
辨此症	辨气血之症，要看脉准不准，并望其形体。
在衣裳	看病人穿衣多少，即可辨之。
人着裌	人皆穿着夹衣。
衣着棉	患者穿着衣仍觉寒冷，为气亏阳虚，阳是外寒，所以怕冷。
亦咳嗽	伴咳嗽不止，伤于痨证，又名歉痨，是气血双亏引起。
名七伤	这种病是七情所伤，不可不辨。
补要多	歉症多有内伤，是因七情劳倦、饮食饥饱、房事不节所伤，必须多补。
清少良	以补多清少为佳。
人穿裌	健康人穿夹衣时。
他穿单	病人穿单衣还觉得烦热。
名五痨	咳嗽无时，名为五痨，是血亏不能制气。
肾水伤	水亏不能制火，故热而冷，此是肾阴亏虚所致的阴虚火旺证。
分何脏	痨有五种：心结核、肝结核、脾结核、肾结核，必须辨明病在何脏，为哪种痨证。

清补良　多清少补，切合病情。

在学者　必须认真学习。

细心详　细心诊察病情，辨证取穴，认真施治，无不生效。

眼翻者　肝开窍于目，肝风内动出现两眼窜视、斜视或直视，常见于急、慢惊风等。

上下僵　目睛向上下左右斜视或直视转动不活。

揉二马　揉二马穴可大补肾中水火，有滋阴潜阳之功。

捣天心　捣小天心穴，此穴在手掌坎宫穴下。

翻上者　两眼上视，眼球上翻。

捣下良　向下捣小天心。

翻下者　两眼下视，眼球翻下，

捣上强　向上捣小天心。

左捣右　眼球左翻，向右捣之。

右捣左　眼球右翻，向左捣之；若对眼，向两旁捣之。

阳池穴　阳池穴属阳，在手背面手腕下约1寸（小儿约2寸）的前臂凹陷中。

头痛良　头痛者，取阳池穴左右揉之，以愈为止。

风头痛　因外感风寒引起两太阳穴痛者。

蜂入洞　食指、中指入鼻孔。

左右旋　左右旋转，不必拘数。

立无恙　可祛风寒，立刻去病。

天河水　天河水穴通心、膻中，舌为心之苗，若心火旺盛，此穴能清心火。

口生疮　心脾为母子关系，口生疮多因心脾蕴热，推天河水可清热泻火。

遍身热　脾生肉，心生火，手心热脾火旺，应清补脾、清天河水主之。

多推良　凡有效之穴，多推为好。

中气风　皆因内伤而外感风邪，气虚痰生。

男女逆　逆推，男推右手，女推左手。

右六腑　右手六腑穴属热，祛风开郁化痰。

男用良　男推此穴，立刻见效，愈后不复发。

左三关　左手三关穴属热，祛风开郁化痰，但必须逆用。

女用强　女用左三关有效，治此病男女逆用，方有良效。

独穴疗　凡言独穴，不可用二穴，用则有害，互相牵制。

数三万　用独穴必须推的时间长，少则不验，但不必拘泥三万数。

多穴推　若病情复杂，必须采用多穴，分清主穴配穴，恰当配伍。

约三万　治缓症推拿时间要长，并非一次而愈。

遵此法　诸病遵此推法。

无不良　诸症无不见效，不可妄自更改穴位。

遍身潮　遍身潮热而皮肤不滑润，是汗脉未动。

分阴阳　以两大拇指，从掌根向两旁分推，为分阴阳，能分寒热、平气血。

拿列缺　列缺穴在掌根腕踝两侧的凹陷处，用拇、食二指相对用力拿之。

汗出良　汗出即愈。

五经穴　即五指根纹来回推之，开脏腑寒火。

肚胀良　治腹胀、便结效佳。

水入土　运水入土自小指根向坎宫推之。土者指脾胃，水者指肾水。

不化谷　五谷不化推运水入土，补脾土虚弱。

土入水　运土入水自拇指根向坎宫推之。

肝木旺　脾胃的纳运之功与肝气疏泄有关，若肝木旺，必克脾胃，运土入水可疏肝健脾止泻。

小腹寒　冷气导致小腹疼痛的情况。

外劳宫　外劳宫穴属热，用外劳宫能祛风寒冷气。

左右旋　曲小指左右旋转揉之，无偏为要。

久揉良　重揉不计次数，以愈为止。

嘴唇裂　口唇属脾，唇裂、唇肿、唇痛，口外生疮，

脾火伤　因脾火太盛而致。

眼胞肿　上眼皮属脾，下眼皮属胃，眼胞肿。

脾胃恙　皆因脾胃火盛。胞肿虽属脾胃之火，但有寒热虚实之分，外因与风湿有关，内因与肝肾有关。

清补脾　以上病症非寒即热，非实即虚。应先辨明寒热虚实，再确定清补之法。

俱去恙　辨证施治，均可治愈。

向内补　向内推为补脾，治虚证。

向外清　向外推为清脾，治实证。

来回推　来回推则和血顺气，虚实皆治。

清补双　来回推为清补脾，为平补平泻之法，治虚实夹杂或虚证，实证皆可，故称双治。

天门口	指天门入虎口穴，大指内侧向下推之。
顺气血	可顺气和血。
五指节	此穴属肝经，可调和气血、舒筋活络，诸穴推毕，必节节掐之，以提高疗效。
惊吓伤	小儿惊吓，伤于肝胆，肝旺克脾出现吐泻。
不计次	推拿五指节穴，不必计算次数和操作顺序。
揉必良	治惊吓、痞积，或揉或掐，均有效。
腹痞积	小儿腹有痞积的，或在左，或在右。
时摄良	每日按时推拿，则气消滞化。
一百日	坚持推 100 天。
即无恙	就能治好病。
上有火	上有火者，下焦必寒。
下有寒	下有寒者，上焦有火。
外劳宫	外劳宫在手背中心，与手心相对。此穴大热，能祛寒风冷气。
下寒良	外劳宫为暖穴，善治下寒。
六腑穴	左手六腑，穴性大凉，可解大热、祛寒火。
去火良	上火下寒，必须兼推此穴。
左三关	左手三关，穴性大热，培补元气，治表虚自汗、盗汗。
去寒恙	推上三关为补，解上焦之寒。
右六腑	右手六腑，穴性大热，善治寒火，女用相宜。
亦去恙	亦去上焦之寒。
虚补母	虚则补其母，如肾为肝之母，肝虚不直接补肝，可补肾，即滋水涵木。
实泻子	实则泻其子，如心为肝之子，肝实不直接泻肝，可泻心火。
曰五行	按照五行学说，用五行配五脏来说明人体生理病理及其与外在环境的相互关系，从而辨证施治。
生克当	五行的相生相克是按一定规律进行的。正常情况下，五行相生是肾水生肝木，肝木生心火，心火生脾土，脾土生肺金，肺金生肾水；五行相克是肾水克心火，心火克肺金，肺金克肝木，肝木克脾土，脾土克肾水。五脏相互资生，又相互制约，维持着人体的正常生理活动。
生我母	生我者为母，例如水生木，肾为肝之母，肾水充足，能涵养肝木，使肝柔不燥，功能正常。
我生子	我生者为子。例如肝为肾之子，若肾阴不足水不涵木，必肝阳上亢，

此为母病及子（在五行之中，每一行都具有"生我""我生"的两方面关系，所以五行相生关系，又称母子关系）。

穴不误　掌握住五行生中有克，克中有生的规律，治病取穴，自会不误。

治无恙　只要辨证准确，取穴精当，病可治愈。

古推书　在前人的推拿书上所定的穴位。

身首足　大多分布在头、躯干和四肢，适合男用，女子不便用。

执治婴　而且书中大多是记载治疗婴儿的推拿法。

无老方　却无治老人之方。

皆气血　人身皆为气血。

何两样　不应该有男女老幼之分。

数多寡　根据病人的年龄，决定推数的多少。

轻重当　手法轻重得当。

吾载穴　我记载的穴位。

不相商　与前人不同，主张独穴疗病，推数要多，经验多次，确有良效。

少老女　不论老少男女。

无不当　均可用推拿治病。

遵古推　若遵照古书推法。

男女分　男女分推左右手。

俱左手　我主张都推拿左手。

男女同　男女推拿方法一致，作用相同。

予尝试　我曾经试验过。

并去恙　男女俱推左手，一样能治愈疾病。

凡学者　凡是立志学习推拿的人。

意会方　应当潜心研究，领会书中要旨，则变化无穷。

加减推　治病取穴，当加则加，当减则减，以明辨寒热虚实，最为重要。

身歉壮　根据体质强弱、气血盛衰、病之轻重，决定推数多少，不能千篇一律。

病新久　病有新久、轻重之分，看准为要。

细思详　要仔细考虑，认真辨证。

推应症　推拿取穴与症相符，方可得效。

无苦恙　推拿无痛苦，去病保安康。

杏林甲子沁丹心，人生百年莫等闲

——记儿科名医赵鉴秋

赵鉴秋，1939 年生人，当代著名中医儿科专家、小儿推拿界名家，三字经派小儿推拿传承人及代表人，小儿脏腑点穴代表人。曾任青岛市中医医院儿科主任、中华中医药学会儿科学会理事，1992 年被选拔为青岛市卫生局首批专业技术优秀人才。其医学成就收录入《中国名医列传》《当代世界传统医学杰出人物》等书中。代表作有《幼科推拿三字经派求真》(再版更名为《三字经派小儿推拿宝典》)、《幼科条辨》《实用中医儿科学》等 7 部著作。发表学术论文 30 余篇。

赵鉴秋教授从医 60 余年，临床经验丰富，擅长运用推拿、针灸配合中药辨证施治，治疗小儿急重病、疑难病，如惊风、咳喘、腹泻、厌食、急性热病、肠套叠、肾炎、面瘫、儿童多动症、脑炎后遗症等有显著疗效。临床以诊断准确，手法精炼，取穴少，疗效高而享誉社会。

赵鉴秋教授学习先辈的脏腑点穴法，经过数十年的临床实践，总结出小儿脏腑点穴法，并首先应用于儿科临床，治疗多种儿科疾病，取得满意疗效。对一些疑难重病，采用脏腑点穴与传统小儿推拿相结合的治法，收到较好疗效。

在小儿推拿和三字经派学术发展过程中，赵老继承并发展该流派的学术优势，应用于临床，其著作《幼科推拿三字经派求真》一书为该流派首次正式出版发行的书籍，使三字经流派为全国医疗界所熟知，并以其独特疗效和方法享誉国内外，此书也成为推拿三字经流派的代表著作和临床指导性文献。现摘录部分赵鉴秋老的人生经历自述以供读者更加深入理解三字经派的理论与源流。

"光阴荏苒，逝者如斯"，再过 2 周就进入公元 2018 年，距离我从医正好 60 年，一个甲子，我也到了耄耋之年。前些日子，学生们聚在一起办了一个传承年会，旨在交流小儿推拿和脏腑点穴等方法，很多学生也到了"花甲""天命"之年，看到他们中不少人现在已是各地名中医、硕士生导师或知名医家，我非常欣慰，也很感慨，借此回顾一下我的从医之路。

1939 年，我来到世间，家里虽非大富贵，但父母都极重视学习，这对我以后的成长之路，埋下很多当时感觉不到的有益的种子。5 岁，父亲就开始让我写毛笔字，那时叫"写大仿"，每天有定量，而我对此也乐于接受，它让我在后来能写一手好字，在从医路上也因此受益，因为几位名师都喜欢这一点；通过少时练字，我对知识自小有一种亲切沁心的感觉。在那个年代，重男轻女的思想还较严重，好在我的父母没有这么想，从小给我的是男孩子带养的方式，加之家里祖辈即有行医问药者，故父母对我的学习很上心，我6岁就能背诵白居易616字的《琵琶行》，至今仍能背诵，可见年少时的学习对一生是有影响的。上小学时，我的学习成绩一直挺好，但并不是那种"听话"的只读圣贤书的学生，而是经常自己会去探知寻找一些乐事，记得那时我爬树比有些男生还强。有一个学期，父亲重病，我只能在家照看，快一学期没去上课，虽然等同学放学也会抄些笔记温习，但回到学校时还有一周就期末考试了，老师甚至建议是否留一级，我自己作主，参加考试，和老师说一定能考好，那次考试我得了第一名。

师父领进门，修行在个人

1958年，我进入医院，开始了行医生涯，一干就是60年。1960年，响应国家"抢救名老中医技术"和"名师高徒"等政策，医院安排我跟随鹿瑞芝先生学习。鹿瑞芝先生针药并施治惊风，是知名的小儿惊风专家，经常参加青岛各大医院的会诊，面对的不少是危重病人，很多是西医院会诊无效的患者。鹿老师也常感叹为何不再早一些让中医介入，可能结果会更好。我跟着鹿老看病，帮忙写病历，他对病历也有要求，多喜用四字一句或是简明排列的词句，跟诊中见到了很多千钧一发的危急时刻，也见到了鹿老是如何力挽狂澜，挽救那些垂危孩子的生命的。老专家愿意带我这个当时很年轻的后生，还有一个原因就是钢笔字写得较好，而且机灵好学，有时还夸奖我悟性高。

惊风，是小儿时期常见的急症。分急惊风和慢惊风等，病情凶险，变化迅速，如果治疗不及时，往往影响小儿的生命。记得1961年，我曾经陪鹿老参与治疗过一例小儿惊风病人，当时孩子在一家很好的西医院治疗，高热引起抽风，眼看就不行了。在场的亲属哭喊，场面很乱，鹿老去了之后，先给孩子针刺，接着摸了摸孩子，可能相比之前的四肢冰凉温和了一些，鹿老就对旁边一直哭的母亲说了一句，"你也不用哭，待会儿我让孩子喊你一声妈！"当时把我吓一跳，那么多人在场，老师说话也不留点余地，孩子能醒过来就好了，还能叫一声妈？！结果鹿老说过那句话，接着给孩子针刺端正等穴，飞针术不留针，只针了几针，孩子"哇"的一声哭出来了！也真叫了声妈。

跟随鹿瑞芝老师时，由于尊师好学，勤奋钻研，深得鹿老的信任，老人家遂将全部针法和祖传"琥珀清真丸"等秘方传授给我。我系统整理鹿老的学术思想和宝贵经验，于1964年写出《针药并施治疗小儿惊风的初步介绍》一文，参加山东省中医学术大会进行交流，受到专家们的重视，认为鹿老的技法是对北宋钱乙治惊方法的发挥，有较高的学术价值。

　　1963年，鹿瑞芝老先生去世后，我随之被调到了青岛市中医医院小儿科工作，有幸跟随李德修老先生左右共事并跟师学习小儿推拿。李德修老先生是三字经派小儿推拿的传人。三字经派小儿推拿，由清朝的徐谦光于1877年首创，迄今已有约140年历史，一开始是成人、孩子通用，李德修老先生到了青岛市中医医院小儿科之后，就专门用它来治疗儿科疾病。

　　当时科室里的房间有四十几平。李老先生主要负责诊断取穴，我们就负责手法操作。比如，来一个拉肚子的病号，他就说推八卦；如果是凉了肚子腹泻，他说给推外劳宫。他定了穴，我们就一一去做。后来，慢慢我们也开始独立应诊施穴。前段时间，有人采访原山东省卫生厅副厅长张奇文张老时，他还回忆到，当时到中医院小儿科时见到李老在看病，我就站在旁边跟诊写病历，转眼间当时还扎两根大辫子的我早已两鬓斑白。

　　跟随李德修老师学习小儿推拿期间，我系统地掌握了三字经派小儿推拿的理论与技法，继承了李老的学术思想和宝贵经验。三字经派小儿推拿起源于山东（1877年），已有百余年的历史，是当今山东省小儿推拿三大流派之一。其医疗特点：取穴少而精、擅长用独穴、手法简练、每穴推时长、整体疗效高、防治兼备，在医林中独树一帜，享誉海内外。为了弘扬"三字经派"医术，我于20世纪80年代末经过三易其稿，著成《幼科推拿三字经派求真》一书，1991年由青岛出版社出版发行。该书为三字经流派首次全国正式出版发行的书籍，使三字经流派为全国医疗界所熟知，并以其独特疗效和方法享誉国内外，此书也成为推拿三字经流派的代表著作和临床指导性文献。写这本书时，白天工作很忙，常常加班，大多是夜间进行写作，该书采用了多年来临床真实的实际医案病例，故而实用性强，继承创新，防治并重，医生参考，家长能用，也算为推广小儿推拿疗法，作出了有益的贡献。

　　经过大家不懈努力，以及通过全国学术会议等交流分享，从20世纪七八十年代开始至今，有全国几十个省市的中医院、中医学院的同仁来我院学习进修。还有不少留学生和医疗代表团来学习小儿推拿，如荷兰、日本、加拿大、美国、东南亚等国家和地区的同仁。例如2001年日本医疗交流访问团到青岛市中医医院学习小儿推拿，我为他们授课1周，学员反映很好。为此，《青岛日报》在2001年2月16日特发了图片新闻。我国也派出了小儿推拿及中医专家、学者到日本、俄罗斯、新加坡、澳大利亚、美国等国家和我国香港地区传播推拿技术，反响很好。

通过几十年我们一代代人的努力，继承发扬此法，坚持开展小儿推拿的应用和研究，扩大了治病范围，同时提倡"治未病"的儿童日常保健和促进生长发育的理念，现可临床治疗百余种小儿病症。不仅治疗常见病，而且对部分疑难病、急重病、传染病，如惊风、脑炎后遗症、癫痫、婴儿痉挛症、脑外伤后遗症、神经损伤性肢瘫、脑发育不全、肠梗阻、新生儿黄疸、先天性巨结肠、百日咳、疝气、鞘膜积液等也有良好的疗效。据 20 世纪 90 年代部分临床资料统计，治疗发热的总有效率为 94%；治疗急惊风的总有效率为 96%；治疗婴幼儿腹泻的总治愈率为 86%，总有效率为 96%；治疗外感咳嗽的治愈率为 81%，总有效率为 99%；治疗小儿惊证的治愈率为 97.5%，总有效率为 100%；治疗小儿厌食症的治愈率为 95%，总有效率为 99%，疗效优于药物。

20 世纪 60 年代初我进入小儿科时，当时的儿科，人才济济，学习氛围浓厚。1963 年，我喜得《脏腑图点穴法》一书，遂与当时科内另一位老专家王维运老中医一起学习研究，在其指导下运用到了小儿临床，也将研究内容与科内同事共享，大家一齐努力，把这一千余年前始于道家内修术，并在 1830 年代传入民间的技法，专门系统应用于儿科临床，我们科室把此法的运用称为"开脏腑"。经过半个多世纪的临床应用，迄今已能运用此法治疗近百种疾病，从常见病如厌食症到疑难病如癫痫，均取得较满意的疗效，并被列为"非物质文化遗产名录"。小儿脏腑点穴法是推拿按摩疗法的一种，由任督脉和胸腹部手法、四肢分筋法、头面部口眼歪斜法等组成，它以中医的脏腑经络学说为基础，结合阴阳五行、四诊八纲、辨证论治的理论，根据脏腑部位和经络穴位，采用推按点穴的手法，从脏腑治疗着手，调理脏腑气血，尤以调理气分为主，从而加强脏腑功能活动，增强人身抗病能力，达到治病强身目的。结合小儿生理病理特点，辨证取穴，正确运用点穴手法，治疗小儿疾病，往往应手而愈，尤其对一些长期用药物治疗不显效的顽症痼疾，更能创造出令人意想不到的疗效。

我有幸早年先后跟随鹿瑞芝老先生学习如何针药并用治疗惊风，跟随李德修老先生学习小儿推拿，继承了两位中医儿科名家的学术经验，而这只是开始，在后来的临床生涯中，我始终保持严谨认真，精益求精的学习和钻研精神，也日益积累了不少的临床经验，治愈了许多患儿；在六十年的临床中，逐渐形成了自己的学术思想和理念体系，我也像老师一样，想毫无保留地把这些经验告诉后来学习的人，可以让他们有所借鉴和领悟，可以少走些弯路，多一些启迪，同时把原汁原味的技法与思想传递出来，这也算是一件有意义的事吧。所以从 20 世纪八九十年代任儿科主任期间，我即在全国学术会议上或杂志文献等推广传播三字经派小儿推拿、小儿脏腑点穴等儿科外治方法，引起广泛关注，使三字经流派和小儿脏腑点穴法为全国医疗界所熟知。在 1986 年中国农业制片厂拍摄纪录片《小儿推拿》中，我出任技术指导顾问，该片次年获中国电影百鹤奖；1992 年加拿大总理克拉克夫人来华在张奇文厅长的陪同下专门来青岛看我演示讲解小儿推拿，当总理夫人见到一个之前曾被西医诊断为婴儿痉挛症的患儿被我用推拿治愈，并且这个孩子用英语向她问候时，她用汉语说：小儿推拿真神奇。

因为家学的感染以及恩师们的教诲和影响，我也不觉中养成做事认真、严谨治学的习惯，做学问要求甚解，做事情要一丝不苟、严于律己，我也是这么要求我的学生们的。有些年轻时就养成的习惯，很好地坚持到现在，也影响着我的学生们，我每天还会坚持整理病案，看书记述，有时给学生们讲课，我会提前认真备课，绝不会因为用了几十年而随意懈怠，我们传承的不仅是一种技术，更是一种精神和文化，这样做是习惯，也可以更好的影响年轻一代。虽然现在已 80 岁了，但我并不觉得自己老，我还想抓紧时间，多整理些病案经验，多帮助一些生病的孩子，多培养一批对国家人民有所作为的学生，我感觉还有很多事情去做，我在晚年，再次遇到祖国的繁荣，以及中医药事业的伟大复兴之路，真希望把有限的生命增加宽度，为儿童的健康多尽一份绵薄之力。

作为儿推人，第一要尊师虚心、勤奋好学，而且要不畏劳苦地坚持学习。作为一名中医来讲，我们的服务对象是病人，生命是最可贵的，所以我们行医治病来不得半点马虎，因此要不断学习。

我行医六十年了，现在每天看书学习，比如看诊以后，初诊看过的病号，回去后也会记病案并翻书查看相关资料，临床的症状和特殊情况如何治疗更好，跟踪和分析研究临床的疗效，及时调整治疗方案。小儿推拿是中医儿科外治法的一种，所以作为儿推人，首先要加强中医基础理论的学习，阴阳五行、四诊八纲、脏腑辨证等都要好好认真学习；第二，作为儿科来说，儿科临床急性热病多，儿科大夫要学习好中医温病学，我在当儿科主任期间，带着青岛市中医医院小儿科的大夫们，每周一个下午学习，读温病学等温故知新。针对目前小儿临床发生的问题和温病相关的结合起来进行研究，学生要不断地进行基础理论的学习，当了推拿大夫仅知道穴位是不够的，要会诊断、辨证取穴，还要关注育儿护理等问题，要严谨、科学地看待问题，来不得半点虚假和骄傲，只有在科学的崎岖小路上不断攀登的人，才有希望达到光辉的顶点。

中医讲整体观念、辨证施治。而小儿俗称"哑科"，故我结合前辈和自己经验：诊病首重望诊，强调四诊合参。例如诊断惊风，提出"一望面色二观目，详问因证参脉情，黑睛放大须防惊，黑光满轮风不轻，天庭青暗惊风至，舌卷囊缩不保命。"诊病处方，善于运用小儿生理病理特点指导辨证施治。根据小儿脏腑娇嫩，多病咳喘；脾常不足，易患吐泻；肝常有余，易生惊变等特点。临床善用止咳平喘、健脾消食、和胃止呕、安神镇惊、平肝息风诸法。根据小儿之疾以热证实证居多的特点，临床多用清法以祛邪为先。灵活运用阴阳五行原理指导推拿取穴，根据木能克土、木火刑金的原理，常用清胃配平肝治疗脾胃病，清肺配平肝治疗咳喘。又如肾病综合征因土不克水，脾虚水泛而出现水肿胀满时，依据"水惟畏土，其制在脾"的理论，重用揉外劳宫以温运脾阳、制水消肿，每能取得良好疗效。临床以诊断准确，取穴精炼，疗效显著而享誉岛城。

对一些疑难重病，采用脏腑点穴与传统小儿推拿相结合的治法，往往应手而愈，收到意想不到的疗效。例如在 1990 年 3 月推拿救活一例粘连性肠梗阻的危重患儿。张某，女，7 个月。因肠穿孔手术后发生粘连性肠梗阻，症见呕吐、腹痛腹胀、便闭、发热。在某医院小儿外科住院，给予禁食、胃肠减压、静脉补液已 8 天，动员手术，家长不从，遂来中医院求治。当时患儿重病容，衰竭貌，重度脱水，舌红唇干，苔黄燥起芒刺，腹胀肢凉，体温 38℃，上见吐逆、饮食不得入，下见二便不通、无矢气，出现痛、呕、胀、闭四证俱全的肠结危证。我根据"六腑以通为用"的原则，拟用通腑开结法。先施以脏腑点穴，取阑门、建里、气海、天枢、脾胃、大肠俞等穴，调理脏腑气机，开结通经，疏滞散瘀，活动肠腔之气，促使排便排气，再施用传统推拿取穴，清板门以通调三焦之气，降逆止呕；推四横纹以调中行气，消胀散结；退六腑以清肠道热结，导滞通便；配揉二马以补肾滋阴，调整脱水酸中毒。共推拿 1 小时，当日下午即解黑绿便，有矢气。晚上又大便 1 次，便后腹软，患儿急欲索食，喂母乳及萝卜水均未呕吐。后辨证加减取穴，推拿治疗半月而愈。

一分文学一分医，理论与实践相结合

中医是在传统文化基础上发展而来的一门实用科学，和古典文学关系密切。如果没有良好的文学功底，是学不好中医的。重要的医古文，都要会背诵，打下一个基础的底子。作为大夫，要与书为伍，每一天都得看书。就算是临床特别忙的时候，遇到疑难病，也要回来和书上讲的相互验证，临床上看到一种病，回去看书，把同类疾病的特点和疗法全学了，积少成多，这对于青年医生业务水平的提升也大有裨益。这也是毛主席教导我们的，"从战争中学习战争"，我们要从临床当中学习治病。

年轻的大夫，要想成为一名合格的医生。第一，理论基础要扎实；第二，要在临床上学习如何治病；第三，要结合病例，重返书本里总结归纳，相互验证。

比如你今天看了一个癫痫病人，就打开书对照一下：癫痫的主证是什么？临床上这个孩子什么情况？他的症状和书本说的一样吗？没有人会按照书本生病的，你就要去琢磨其中的区别，和处理方式的差别。这个过程中，就把书上教的癫痫的主证、诊断标准、治疗方法，从头到尾，都已经再认识了一遍。这样一天天积累，今天看个癫痫，明天看个感冒，后天看了个厌食症……或者你有时间有意愿的时候，遇到感冒咳嗽患者的时候，你可以把肺系疾病都重新温习一遍；遇到厌食不愿意吃饭的患者的时候，你可以把脾胃病都重新学习一遍。只要功夫深，铁杵磨成针，这样一点一点慢慢积累，就把自己这根针磨出来了。

诊断，是小儿推拿的第一步

中医讲整体观念、辨证施治。首先诊断一定要准确。也就是得先会看病，才能治病。没有正确的诊断，就没有正确的治疗；正确的诊断之下，定出一个正确的治疗原则，原则之下，再去取穴。诊断正确，取穴准确，才能获得好的疗效。应诊时必须严格按照中医的要求，做出正确的诊断。把小儿特有的生理和病理特点，放进中医的理论体系里，进行综合分析。中医讲四诊合参、望闻问切，放到儿科，又会有所变化。问不问得出，关键要看你是怎么问的，孩子说不明白的时候，该怎么问爸妈，如果是保姆带孩子，该怎么问保姆。问谁？怎么问才能问出答案，都有独特的技巧。

又比如四诊里的切，是指切诊，分为触诊和切脉，是成人诊病中最为常见的诊断手段，但3岁以下的孩子，脉气未充，加上见了大夫害怕，神气一乱，往往摸不准脉，所以会用其他手段补充诊断：比如看指纹，比如触诊，摸皮肤，摸肌肉，看肌肉长得结不结实（营养不好的孩子肌肉往往松懈），摸摸淋巴结，看看淋巴结肿不肿；男孩的话，还要看看生殖器有没有异常；有皮疹的孩子，还要看看皮疹的情况。

一个推拿大夫，首先得是一个合格的儿科大夫。小儿推拿，仍然是中医理论体系里的一部分，遵循中医治疗里辨证论治的大原则。四诊合参，辨证论治，诊断正确，才能取穴正确，否则就是南辕北辙，越治越错。现在有些人对小儿推拿有一种轻率的认识：觉得会几个手法，懂几个穴位，就可以出去给人看病，就可以做儿科大夫。这种认识是有问题的，咱们不能这么当大夫，这也是我着重给学生们讲的。即便小儿推拿等外治方法入门相对简捷，但从业者还是应该不断地学习和实践，不断提升自己的技能和专业文化，活到老学到老，随着应诊增加和学习日久，对同样的内容会有更深的理解和感受，会悟出更多的要点。

手法，是决定疗效的关键

推拿最强调手法。手法，是重要的操作核心和取效关键。手法熟练，取穴准确，才能见效。正确的手法，讲究持久、深透、有力，轻而不浮，快而不乱，达到"一旦临证，机触于外、巧生于内，手随心转、法从手出"的境界。

比如推长线型的穴位——天河水的时候，一定要做到直线推动，不能歪斜，一歪斜，不但效果大打折扣，而且会走到别的穴位上去，引发不好的后果。也就是《小儿推拿广意》中所说的，"凡推法必似线行，勿得斜曲，恐动别经而招患也"。

推拿是指尖上的艺术

小儿推拿与成人推拿又有区别。它并不需要使太大力，小儿脏腑娇嫩，形气未充，所以更要手法轻柔，但要平稳扎实、作用深透。为达到手法要求，现在我还会给学生手把手教手法，对每个细节都不放过。

最常见的两个基本要求：第一是"轻柔而有渗透力"，第二是着实深透，如"揉法手指吸附在穴位上""推法做长线型穴位不可飘浮"。初学者往往做不到两者兼得，要么为了追求渗透力而用力过重，要么为了追求轻柔而达不到渗透的效果；而要想做到紧贴穴位，轻而不浮，更是只能手把手教才能体会，才能感受手指上的力要如何均衡分布，才能达到吸附的效果，是指下的触感和体会，不能言传。所以不光是初学者，很多从业多年的人也常会因为细节把握不够，造成临床上差之毫厘失之千里。为了让学生充分掌握精髓，带教时我都会一个一个手把手纠正，很多临床多年的大夫就发现，原来自己做了那么多年，居然连最简单的手法都是有偏差的。学无止境，既然乐于学，我就把他们当作小儿推拿外治这份事业传播的一颗颗种子，挨个手把手地教，必须学会，必须学对，必须认真，这样你传播出去的才是对的。传承创新，首先是传承，把正宗溯源的思想和技法继承下来，然后才是发扬。临床上，要不断分析，不断总结；技术上，更要不断历练，不断提高，精益求精，没有止境。

我常对学生们说，"做事最怕认真，认真二字，体现在哪儿，不是你喊口号喊出来的，而是体现在一点一滴的平常事上。要为病人负责任，为学生负责任，都离不开认真二字。精益求精，全心全意，治好一个病人容易，一辈子都坚持这种态度难。""一就是一，科学来不得半点的虚假和骄傲"。

爱心，耐心，是必不可少的心法

常有人问我对儿科大夫的必备素养这个问题有些什么看法，我认为要具备的素养很多，因为小儿的特点决定了孩子不是简单的成人缩影，故而作为一个儿科大夫，不但除了医者常备的素质外，还得态度好、细心、耐心，得会哄小孩。别小看一个哄字，里面有大学问，是有技巧的，我的儿子及学术传人宋飞，在这方面就有很好的研究。小孩不会讲话，你要细心观察他的行为和动作，从中发现问题，总结问题，做出判断；小孩不合作，又哭又闹，你得有耐心，知道怎么哄住他；甚至小孩治着治着，突然大便了，撒尿了，搞得现场一塌糊涂，你不能生气，也不能嫌弃。当儿科大夫要不怕脏不怕累，小孩尿了，你不能躲老远，反而要上前看看，甚至得凑近闻闻是什么气味，伤食拉的大便是一个味道，受凉拉的大便是另一个味道，要通过大便的味道和性质，观察和辨别病情，你嫌脏跑老远怎么行呢？

而且哄孩子，其实还有一层深意在里面。看似在哄孩子，逗孩子开心，其实顺便把望、闻、问、切四诊全做了，在和孩子交流的过程中，同时完成了诊断的任务。没有正确的诊断，哪来正确的治疗？如何哄孩子，如何和家长沟通，对儿科大夫来说，也是一门必须掌握的功课。

"管不住家长，治不好孩子"

儿科，看似是一个孩子生病，其实它背后反映的是一个家庭的问题。孩子是很纯真的，受家庭环境影响极大，他生病，不光是吃喝拉撒等饮食起居上的问题引起的，家庭关系和谐与否，也会对孩子造成极大影响。所以在门诊上，我会对孩子和蔼可亲，和颜悦色，孩子们很多也亲切地叫我"赵奶奶"，而对陪孩子来看病的家长，我就严格多了。小儿"寒暖不能自知，饮食不能自节"，这个"知"与"节"的度，只能孩子的家长，直接带养人掌握，所以很多孩子的问题，其实是因为家长爱孩子过度又不得法造成的。

儿科大夫，一定要多说话，要多和孩子说，更要多和大人说，这就要看四诊中问诊的功力了。医生诊疗只是一时，更多的日常护理在于家长。所以，要根据孩子病的不同情况，告诉家长可能引起孩子生病的原因是什么，应该在生活中怎么注意，怎么护理。

从某种意义上讲，孩子是父母的修行，作为父母，一定要加强个人修养，创造一个和谐的家庭环境。不光是不能打骂孩子，父母之间、婆媳之间也要少闹矛盾，不然大人吵闹，把孩子给吓着了，不利于孩子健康成长，所以临床上，有时候还要调理家庭关系，家庭环境不调整，孩子不容易好。而儿科大夫有时就充当了解决问题的桥梁作用。

例如困扰很多家庭的婆媳关系影响孩子带养的问题，我们有时甚至为了孩子也要从中进行调和：

遇到婆媳矛盾的，我就跟婆婆说，"你想想，孙子是媳妇给你生的，你光知道疼孙子，你也得疼媳妇"。有时婆婆开始还不开心，埋怨媳妇怎么连这个都跟你说。我就说了，"她不应该告诉我吗？这家庭矛盾怎么引起的？孩子怎么吓到的？不是你们吵架吵得吗？这就是你的不对。在家里，咱们是老的，得自重，你这个身份在这儿，你做的事，得能放在桌面上，这个矛盾是怎么来的？你得端正态度，你对她好一点，哪怕你回去给她道歉都是应该的，双方关系马上就缓和了。"

遇到有些年轻媳妇，婆婆给她看孩子，她还不领情，挑各种毛病。我就跟她说，"这个孩子是咱的，就应该你带，你上班不能看孩子，婆婆给你看孩子，这是极大的人情，婆婆劳心劳力，给你操心孩子，你还挑毛病？孩子脸上划了一道，不是你手上戴的戒指给划伤的吗？婆婆才说你一句，你就发火了。我们做儿女的应该知道尊重长辈，知道感恩。"让她们能相互理解体谅，几句话，就把他们调解开了，人家的家务事咱不插手，但如果家庭矛盾是引发孩子生病的根源，作为医生，她找我看病，我必须得说两句。

家长很爱孩子，但有时却不太会护理孩子，有些孩子生病或体质变差往往与家长不正确的带养方式有关。

有一次，一个家长带孩子来看拉肚子，可是我发现孩子眼睛总往斜上方看，有斜视的症状，家长认为是孩子长本领了，还常以此逗孩子，我根据经验觉得不太对，后来经过检查发现是因为护理孩子时为不让他哭闹，每天长时间把孩子放在吊篮里晃，造成孩子惊吓引发了抽风，出现了斜视。及时发现并经过对症治疗，孩子较快地康复了。

我的心愿

实际上，中医儿科包括很多治疗方法，推拿、中药、艾灸、针刺，等等。任何一种治疗方法都不是万能的，有时需要配合使用。其中小儿推拿作为外治法，因为不打针不吃药，在临床上是最受家长和孩子欢迎的。

家庭常见病，通过推拿多能治好，还能治疗部分传染病和疑难病。比如惊风、失聪、失语、疝气、脑炎后遗症、先天性脑发育不全、上下肢的瘫痪等疑难病，通过小儿推拿，在孩子小的时候进行干预，帮助孩子逐步恢复健康，重新进入正常生长发育的节奏和轨道。

孩子是家庭的未来和希望，也是祖国的未来和花朵。挽救一个孩子，就是挽救了好几个家庭，也给社会减轻了负担，这是一件很有价值和意义的事情。

我有两个心愿：一个是把三字经派小儿推拿和小儿脏腑点穴等内外治法发扬光大。这是前人留下来的优秀文化遗产，把它发扬光大，可以造福更多儿童。所以我们举办各种学习班，广泛培养学生，希望他们能像种子一样，在全国乃至全世界各地开花结果。第二，我希望，我的学生们能在临床实践中，不断地学习提高自己，提高临床疗效，成为当代的儿科名医，让更多儿童受益。弘扬国粹，造福儿童。

（选自《名老中医之路续编》）

视频目录